utb 8567

Eine Arbeitsgemeinschaft der Verlage

Böhlau Verlag · Wien · Köln · Weimar
Verlag Barbara Budrich · Opladen · Toronto
facultas · Wien
Wilhelm Fink · Paderborn
Narr Francke Attempto Verlag / expert Verlag · Tübingen
Haupt Verlag · Bern
Verlag Julius Klinkhardt · Bad Heilbrunn
Mohr Siebeck · Tübingen
Ernst Reinhardt Verlag · München
Ferdinand Schöningh · Paderborn
transcript Verlag · Bielefeld
Eugen Ulmer Verlag · Stuttgart
UVK Verlag · München
Vandenhoeck & Ruprecht · Göttingen
Waxmann · Münster · New York
wbv Publikation · Bielefeld

Martin Aigner / Klaus Paulitsch
Daniel Berg / Gerhard Lenz

Psychopathologie

Anleitung zur psychiatrischen Exploration

2., vollständig überarbeitete und ergänzte Auflage

facultas

Martin Aigner, Prim. Assoc. Prof. Priv. Doz. Dr., ist Facharzt für Psychiatrie und Neurologie sowie Facharzt für Psychiatrie und Psychotherapeutische Medizin, Abteilungsleiter der Klinischen Abteilung für Psychiatrie und psychotherapeutische Medizin und Leiter der Universitätsklinik für Psychiatrie und Psychotherapie am Universitätsklinikum Tulln.

Klaus Paulitsch, Dr., ist Facharzt für Psychiatrie und Psychotherapeutische Medizin, Oberarzt an der Psychiatrischen Abteilung des Kaiser-Franz-Josef-Spitals in Wien und lehrt im Gesundheits- und Sozialbereich.

Daniel Berg, Dr., ist Facharzt für Psychiatrie und selbstständiger Fotograf.

Gerhard Lenz, Univ.-Prof. Dr., ist Facharzt für Psychiatrie und Neurologie sowie Facharzt für Psychiatrie und Psychotherapeutische Medizin und war vor seiner Pensionierung an der Universitätsklinik für Psychiatrie und Psychotherapie, Medizinische Universität Wien. Er ist jetzt in Wien in freier Praxis tätig (www.zentrum-psychische-gesundheit.at).

Bibliografische Information der Deutschen Nationalbibliothek
Die Deutsche Nationalbibliothek verzeichnet diese Publikation in der Deutschen Nationalbibliografie; detaillierte bibliografische Daten sind im Internet über http://dnb.d-nb.de abrufbar.

2., vollständig überarbeitete und ergänzte Auflage

facultas, Universitätsverlag, Stolberggasse 26, 1050 Wien, Österreich

Umschlagbild und Fotografien im Innenteil: Dr. Daniel Berg, Wien
Covergestaltung: d-licious, Koeck & Rastbichler Grafik Design OEG, Wien
Lektorat: Astrid Fischer, Berlin
Satz: Wandl Multimedia-Agentur
Druck und Bindung: CPI – Ebner & Spiegel, Ulm
Printed in Germany

ISBN 978-3-8252-8767-2
UTB-Nummer 8567
ISBN Online-Leserecht 978-3-8385-8767-7
eISBN 978-3-8385-8767-7

Inhaltsverzeichnis

III. Fallvignetten

Vorwort zur 1. Auflage

Mit der „Anleitung zur psychiatrischen Exploration" haben wir vier Jahre lang Erfahrungen im klinischen Unterricht gemacht und diese nun für die Neugestaltung des Buches aufbereitet. Wir haben dafür einerseits den Screeningcharakter des Status psychicus betont und auch neue psychopathologische Syndrome eingearbeitet.

In der Psychiatrie ist das Gespräch als Mittel der Untersuchung auch bereits die Einleitung der Behandlung. Während sich am Ende des 19. Jahrhunderts Psychiater als distanzierte Beobachter und rein naturwissenschaftlich eingestellte „Beschreiber" sahen, hat sich im Laufe der Zeit, nicht zuletzt unter dem Einfluss der Sozialwissenschaften und der Psychotherapie, ein Paradigmenwechsel vollzogen. Nun werden nicht nur Krankheitssymptome, sondern auch die Lebenssituation und Lebensgeschichte im sozialen und beruflichen Kontext beachtet. Die Beziehung zwischen Arzt*Ärztin und Patient*in rückt näher ins Blickfeld und die Bedeutung, die der*die Patient*in seiner*ihrer Lebensgeschichte gibt, kommt als subjektive Information hinzu. Der lang schwelende Konflikt zwischen „Beschreibern" und „Analysierern" ist heute längst überwunden. Die Beobachtung und Beschreibung von psychopathologischen Phänomenen und das Verstehen sind keine Gegensätze, sondern notwendige Ergänzungen. Die *psychiatrische Exploration* ist dabei ein zentrales Instrument zur Beurteilung des psychischen Zustandes und Erlebens. Man versteht darunter ein strukturiertes Gespräch bzw. Interview, das eine aktive Vorgehensweise des*r Untersuchers*in erfordert und zum Ziel hat, psychopathologische Symptome wie Stimmung, Denkinhalte, kognitive Funktionen im Einzelnen, aber auch in ihrer Gesamtheit zu erfassen.

In dem vorliegenden Buch geht es einerseits um allgemeine Grundlagen und Richtlinien der psychiatrischen Gesprächsführung und andererseits um spezifische Anleitungen zur Exploration bestimmter psychiatrischer Symptome und Syndrome. Der Band stellt kein Lehrbuch der Psychiatrie dar, sondern versteht sich als Ergänzung und Unterstützung für die klinische Arbeit oder für ein Praktikum.

Im ersten Teil werden Grundlagen, Rahmenbedingungen, Bestandteile und der Ablauf einer psychiatrischen Exploration erläutert und Hilfsmittel wie Fragebögen, Checklisten oder standardisierte Interviews beschrieben. Der zweite Abschnitt beinhaltet die wichtigsten psychopathologischen Syndrome.

Daraus leitet sich der Status psychicus ab, der als „Screeningtool" für das ICD-10 verstanden werden soll. Um ein rasches und effizientes Lernen zu ermöglichen, werden diese Syndrome nach einem einheitlichen Prinzip auf jeweils einer Doppelseite dargestellt: Neben einer allgemeinen Begriffserklärung werden Vorschläge für Fragen, das mögliche äußere Erscheinungsbild eines*r Patienten*in, Zusatzuntersuchungen, Maßnahmen, Differenzialdiagnosen sowie Möglichkeiten zur Zuordnung nach ICD-10 beschrieben. Die Angabe der ICD-10-Codes soll das klinische Arbeiten erleichtern und auch als Referenz für eine weiterführende Information zum jeweiligen Störungsbild dienen. Ergänzend sind Fotografien zur Veranschaulichung von psychischen Störungen angefügt.

Die von Daniel Berg gemachten stilisierten Fotos sollen verschiedene psychische Zustände symbolisieren und dadurch das Lernen erleichtern. Denn neben einer notwendigen Operationalisierung und Kategorisierung von psychischen Symptomen ist die ganzheitliche Erfassung von klinischen Syndromen von großer Bedeutung. Dazu können Bilder einen wichtigen Beitrag liefern, obwohl sie natürlich kein Ersatz für „reale" Patient*innen in der klinischen Ausbildung sind. Die Abgebildeten sind die Schauspieler*innen Eva Linder, Gabriela Hütter und Hagnot Elischka, die über Jahre hinweg die Darstellung einiger psychiatrischer Krankheitsbilder anhand der Lebens-

und Krankengeschichte und des realen Kontaktes mit Patient*innen erarbeitet haben und ihr Können u.a. im Rahmen eines Explorationspraktikums an der Universitätsklinik in Wien zur Verfügung stellen. Wir danken ihnen ganz herzlich, sich der Herausforderung gestellt zu haben, Fotomodelle für psychiatrische Syndrome zu sein. Wir können zum Ergebnis nur gratulieren! Ebenso möchten wir uns beim facultas. wuv Universitätsverlag für die Publikation des Bandes bedanken, bei der Lektorin Frau Andrea Eder und vor allem bei Frau Sigrid Nindl, die unserem Projekt von Anfang an Optimismus entgegengebracht hat und die in der Arbeit eine stimulierende Begleiterin war.

Wien, im Oktober 2013

Martin Aigner, Klaus Paulitsch,
Daniel Berg, Gerhard Lenz

Vorwort zur 2. Auflage

Weitere sechs Jahre an Erfahrung sind in die 2. Auflage eingeflossen. Das didaktische Prinzip, die psychopathologischen Syndrome strukturiert mit Erklärungsteil, Fragen, Beispielfotos, Beobachtbarem, Zusatzuntersuchungen/Maßnahmen und Differenzialdiagnosen darzustellen, wurde beibehalten.

Ergänzt wurden Fallgeschichten und typische Settings sowie Hinweise auf die neuen Klassifikationssysteme DSM-5 und ICD-11.

Neu ist auch eine kostenlose App zum Buch, über welche Fragen zur Selbstkontrolle durchgearbeitet werden können (siehe dazu die Hinweisseite zur FacultasApp am Ende des Buches).

Wir hoffen, damit die Anleitung zur psychiatrischen Exploration aktualisiert und noch spannender gemacht zu haben.

Wien, im April 2020

Martin Aigner, Klaus Paulitsch,
Daniel Berg, Gerhard Lenz

I. Allgemeiner Teil

1 Allgemeine Richtlinien der psychiatrischen Gesprächsführung

1.1 Einleitung

Die wichtigste psychiatrische Untersuchungsmethode ist das Gespräch mit den Patient*innen. Neben dem Informationsaustausch zu diagnostischen und therapeutischen Zwecken ist dabei auch der Aufbau einer positiven therapeutischen Arzt-Patient-Beziehung von zentraler Bedeutung, weil das Untersuchungsgespräch oft gleichzeitig die Einleitung der Behandlung darstellt. Dadurch soll ein Vertrauensverhältnis hergestellt werden, das als notwendige Voraussetzung für die weitere Behandlung anzusehen ist. Zusätzlich zur sprachlichen Kommunikationsebene ermöglicht es in seinem Verlauf auch eine Verhaltensbeobachtung in einer Kommunikationssituation.

Im Gespräch mit den Patient*innen geht es einerseits um Kontaktaufnahme (die Untersuchenden stellen sich namentlich vor und gehen in einfühlender Weise auf die Wünsche und Beschwerden des*r Patienten*in ein), andererseits aber auch um Informationsgewinnung (das bedeutet, dass auch aktiv Fragen gestellt werden müssen, um die nötigen Informationen zur Diagnose bzw. Differenzialdiagnose zu erhalten).

Es ist daran zu denken, dass viele Patient*innen die Beschwerden in ihrer eigenen Sprache formulieren und oft körperliche Symptome wie Schlafstörungen als Eingangsbeschwerden mitbringen, während sie über schwierigere oder tabuisierte Bereiche, wie z. B. psychotische Erlebnisse, bestimmte Zwänge, Essstörungen oder sexuelle Probleme, häufig erst viel später – wenn genügend Vertrauen und Verständnis aufgebaut wurde – ausführlich sprechen können. Dennoch ist es wichtig, auch diese Tabubereiche im Erstgespräch zu thematisieren.

In vielen Fällen können bereits durch Beobachtung der Patient*innen wichtige Informationen gewonnen werden (z. B. schizophrene Sprachstörung, distanzlos-enthemmtes Verhalten in der Manie, Medikamentennebenwirkungen wie Parkinson-Syndrom, Akathisie oder Spätdyskinesien, ängstliche oder depressive Körperhaltung).

Neben der Information über die wichtigsten psychopathologischen Bereiche umfasst die psychiatrische Exploration auch eine ausführliche Krankheitsanamnese, die Erfassung biografischer und soziodemografischer Sachverhalte, psychosozialer Belastungssituationen und des Vorkommens psychischer Erkrankungen in der Familie (siehe auch das Kapitel „Bestandteile der Exploration", S. 15). Es folgen die Erhebung von somatischem und neurologischem Status sowie, bei Bedarf, die Einholung von Zusatzbefunden. Ein Gespräch mit Angehörigen ist wichtig, wenn eine Information durch den*die Patienten*in nicht ausreichend möglich ist, z. B. bei akut psychotischen Patient*innen, bei bewusstseinsgetrübten Patient*innen, bei starker Erregung oder Stupor, bei Kindern ...). Es dient auch dazu, das engere soziale Umfeld näher kennenzulernen und dieses im Bedarfsfall in die weitere Behandlung einzubeziehen.

1.2 Rahmenbedingungen

Das Erstgespräch sollte möglichst frei von äußeren Störungen verlaufen (dazu gehören vor allem Telefonate oder das Hinzukommen von dritten Personen). Im Spital, speziell in Notfallsituationen, kann es manchmal schwierig sein, das Erstgespräch in einem separaten Zimmer zu führen, während eines Spitaldienstes müssen oft zwischendurch Telefonate angenommen werden. Ein ruhiger Raum mit bequemen Sitzmöglichkeiten bietet am ehesten eine entspannte Atmosphäre für das Gespräch.

Die Ärzte*innen können die Patient*innen zu Beginn des Gesprächs auf die zur Verfügung stehende Zeit hinweisen. Es hat sich auch als hilfreich erwiesen, zu Beginn der Kontaktaufnahme den Patient*innen zu versichern, dass alle an der Behandlung Beteiligten an die Schweigepflicht gebunden sind.

1.3 Schwierige Situationen und psychiatrische Exploration unter speziellen Bedingungen

Bestimmte psychopathologische Zustände oder die Aktivierung kognitiv-emotionaler Schemata beim*bei der Patienten*in können den Verlauf des Gesprächs erschweren, ebenso die mangelnde Freiwilligkeit bzw. Einsicht des*r Patienten*in. So werden schwer depressive Patient*innen kognitiv nicht sehr belastbar sein, man wird das Gespräch kürzer halten und durch gezielte Fragen stärker strukturieren. Bei sehr kommunikationsgestörten (z. B. bei akut denk- und sprachgestörten schizophrenen) Patient*innen wird es ebenfalls sinnvoll sein, die Dauer des Gesprächs einzuschränken, ebenso bei akut manischen Patient*innen, weil hier schon die Beobachtung der Sprachstörung bzw. der manischen Verhaltensstörung wichtige diagnostische Hinweise gibt. Bei sehr unsicheren und ängstlichen Patient*innen wird man eher mit ressourcenorientierten bzw. neutralen Fragen beginnen, um das Wohlbefinden in den Gesprächssituationen zu steigern.

Neben positiven Gefühlen und Vertrauen können beim*bei der Patienten*in aus einer bestimmten Lebens- und Beziehungsgeschichte unter Umständen auch sehr schnell negative Gefühle gegenüber dem*r Therapeuten*in ausgelöst werden, die eigentlich auf frühere Bezugspersonen gerichtet sind. Hier kann es sinnvoll sein, den*die Patienten*in rechtzeitig auf seine*ihre Gefühle in der Gesprächssituation anzusprechen („Wie geht es Ihnen mit mir im Gespräch?"). Gefühle, die beim*bei der Therapeuten*in entstehen, können wichtige Hinweise, z. B. in der Diagnostik der Persönlichkeitsstörungen, liefern: Sie sind oft ein Hinweis darauf, welche Gefühle der*die Patient*in bei anderen Menschen gewöhnlich auslöst und wie er*sie damit in Schwierigkeiten kommt.

Eine spezielle Bedingung stellt das Gespräch mit einem*r Patienten*in dar, der*die unfreiwillig zum*r Psychiater*in kommt (auf Druck von Angehörigen, Behörden etc.) bzw. wenn ein Gespräch im Rahmen einer Unterbringung stattfindet. Hier sollte der Psychiater vor dem Kontakt mit dem*r Patienten*in über die Gründe dieser erzwungenen Untersuchung und die Fragen, die er beantworten soll, informiert sein, das Gespräch mit dem*r Patienten*in mit einer kurzen Schilderung dieser Gründe eröffnen und versuchen, Interesse und Mitarbeit beim*bei der Patienten*in zu erlangen, die es ermöglichen, auch den Standpunkt des*r Patienten*in zur Geltung zu bringen. Neutrale Fragen, z. B. bezüglich aktueller Lebensumstände, oder eine körperliche Anamnese können Gelegenheit bieten, Einblick in Denkvorgänge, Affektivität oder intellektuelle Funktionen zu bekommen. Kommt ein Gespräch in Gang, wird es so geführt wie bei einem*r freiwilligen Patienten*in. Sollte es zu einer Unterbringung kommen bzw. eine solche bestätigt werden, müssen dem*r Patienten*in die Gründe dafür dargelegt werden.

Bei der konsiliarpsychiatrischen Untersuchung von körperlich Kranken sollten die Umstände der Überweisung besonders beachtet werden. Meist wird der*die Psychiater*in um fachlichen Rat in Bezug auf Diagnostik und Behandlung gefragt, oft geht es aber auch um Probleme des*r zuweisenden Arztes*Ärztin mit dem*r Patienten*in. Die Gründe für die Überweisung sollten vor dem Gespräch mit dem*r Patienten*in geklärt werden, idealerweise erfolgt eine persönliche Kontaktaufnahme mit dem*r Überweiser*in. Der*die Patient*in sollte am Beginn des Gesprächs erfahren, warum der*die Psychiater*in gerufen wurde. Die räumlichen Rahmenbedingungen für das Gespräch auf einer somatischen Krankenabteilung können oft schwierig sein. Ein Gespräch in einem nicht benutzten Zimmer oder in einer stillen Ecke auf dem Gang ist geeigneter als eine Unterhaltung im Krankenzimmer in Gegenwart anderer Patient*innen oder des Krankenhauspersonals. Abschließend sollte ein Bericht an den*die Überweiser*in verfasst und der*die Patient*in in geeigneter Weise über die Inhalte informiert werden.

Nach Schulz von Thun können in einem üblichen Kommunikationsprozess vier Kanäle unterschieden werden: (1) die Sachebene, (2) die Selbstoffenbarungsebene, (3) die Beziehungsebene und (4) die Appellebene. Selbst bei Gesunden kann es durch Verwechslung der Kanäle zu erheblichen Kommunikationsproblemen kommen.

Bei der psychiatrischen Exploration ist zu beachten, dass es durch die psychischen Störungen zu weiteren Verzerrungen kommen kann, die über das übliche Ausmaß hinausgehen. Bei Theory-of-Mind-Störungen (ToM-Störungen) haben die Betroffenen Probleme, sich in andere hineinzudenken (soziale Kognitionen). Um sich bei Verdacht ein Bild von einer schweren ToM-Störung zu machen, kann der Maxi-Test angewendet werden. Den Patient*innen wird die Geschichte vom Maxi, einem kleinen Buben, erzählt, der eine Tafel Schokolade bekommen hat. Er geht in die Küche und legt die Tafel Schokolade auf den Küchentisch, dann geht er in sein Zimmer spielen. Inzwischen räumt die Mutter die Tafel Schokolade in eine Küchenlade. Die Patient*innen werden nun gefragt, wo der kleine Maxi hinschauen würde, wenn er in die Küche zurückkommt, um die Tafel Schokolade zu suchen. Die Antwort „In der Küchenlade" lässt den Verdacht aufkommen, dass hier möglicherweise eine ToM-Störung vorliegt. Die Patient*innen können die Wissenszustände von Maxi, Mutter und sich selbst möglicherweise nicht ausreichend unterscheiden. Auf die Nachfrage „Warum in der Küchenlade?" gibt es unterschiedliche Antwortmuster: „Weil sie dort ist!" erhärtet den Verdacht der ToM-Störung. Die Antwort „Weil die Mutter die Süßigkeiten immer in die Lade legt!" deutet eher auf ein Missverständnis und nicht auf eine ToM-Störung hin. Für eine genauere Abklärung gibt es weitere validierte ToM-Untersuchungen.

1.4 Ablauf und Struktur

In der **Einleitungsphase** des Gesprächs wird sich der*die Untersucher*in vorstellen und dem*r Patienten*in die eigene Funktion und den Zweck des Gesprächs erklären. Es sollte auch ein ungefährer Zeitrahmen für das Gespräch mitgeteilt werden (bei einer psychiatrischen Erstexploration idealerweise 30–50 Minuten). Der*die Patient*in wird eingeladen, die Probleme, die ihn*sie zur stationären Aufnahme bzw. zum ambulanten Arztbesuch bewegt haben, darzustellen.

Der*die Untersucher*in wird aufmerksam und empathisch zuhören und beobachten. Fragen des*r Untersuchers*in werden sich darauf beschränken, das Gespräch in Gang zu halten bzw. eventuelle Unklarheiten zu beseitigen. Offene Fragen („Können Sie mir mehr darüber erzählen?") werden mehr Informationen bringen als geschlossene Fragen („Haben Sie sich in der Kindheit besser mit Ihrem Vater oder mit Ihrer Mutter verstanden?"). Geschlossene Fragen sind vor allem dann sinnvoll, wenn Patient*innen durch ein längeres Gespräch mit offenen Fragen überfordert wären, wie z. B. bei schwer Depressiven. In dieser Phase sollte auch die aktuelle Lebenssituation des*r Patienten*in (beruflich, Beziehungen, soziale Situation) als wichtige Grundlage für das Verständnis der Beschwerden des*r Patienten*in erfragt werden.

Die mittlere Phase (Status psychicus, Erfassen psychopathologischer Symptome) wird strukturierter ablaufen, hier wird der*die Untersucher*in, abhängig von bisher zur Sprache gekommenen Informationen, gezielte Fragen stellen, die für Diagnostik und Behandlungsplanung wichtig sind. Unklare Punkte der Einleitungsphase werden hier nachexploriert bzw. bisher nicht thematisierte Aspekte angesprochen. Die psychopathologischen Symptome werden im Rahmen des Status psychicus zu Syndromen zusammengefasst. Dabei ist es wichtig, sich bewusst zu machen, dass wir uns im Rahmen der psychiatrischen Diagnostik meist auf der Ebene der Syndromdiagnosen bewegen. Selbst Begriffe wie Schizophrenie oder bipolare Störungen sind auf einer Syndromebene anzusiedeln. Die Ebene der Krankheit kann in der Psychiatrie selten erreicht werden (z. B. Alzheimer-Demenz, vaskuläre Demenz).

In der Störungs-/Krankheitsanamnese wird die aktuelle Episode mit den aktuellen Beschwerden, möglichen Auslösern, dem zeitlichen Verlauf, den Auswirkungen auf den Alltag und eventuellen bisherigen Behandlungen nochmals genauer abgeklärt. Es sollte beachtet werden, ob ein Zusammenhang der Beschwerden mit gegenwärtigen Lebensumständen, inneren oder äußeren Konflikten oder körperlichen Erkrankungen besteht. Wichtig sind die Beurteilung eventueller Komorbidität (Suchterkrankungen, Persönlichkeitsstörungen etc.) und gegebenenfalls die Einschätzung der Suizidalität.

In der weiteren Folge sollen eventuelle frühere psychiatrische Störungs-/Krankheitsepisoden erfragt werden (Art der Episoden, episodischer vs. chronischer Verlauf, freie Intervalle, Art und Umfang bisheriger Therapien), anschließend frühere körperliche Erkrankungen, Operationen, Unfälle, einschließlich Kinderkrankheiten.

In der mittleren Phase wird auch – je nach zur Verfügung stehender Zeit – auf wichtige Aspekte der Lebensgeschichte des*r Patienten*in eingegangen, eine Familienanamnese erhoben und eventuell auch die prämorbide Persönlichkeit beurteilt. Hier sollten auch positive Ressourcen und Bewältigungsstrategien des*r Patienten*in besondere Beachtung finden.

In der **Abschlussphase** teilt der*die Untersucher*in dem*r Patienten*in zusammenfassend seine*ihre Sichtweise der Probleme des*r Patienten*in mit (Diagnose, Störungs-/Krankheitsmodell mit ätiologischen Aspekten) und auch der*die Patient*in soll die Möglichkeit bekommen, dazu Stellung zu nehmen bzw. ergänzende Informationen nachzutragen. Es werden mögliche Schritte im Hinblick auf weitere diagnostische (eventuell die Erhebung von Zusatzbefunden oder Gespräche mit Angehörigen) und/oder therapeutische Maßnahmen gemeinsam besprochen. Ein gemeinsames Krankheitsmodell wird entworfen. Damit ist auch der nächste Schritt der psychotherapeutischen Wirkfaktoren nach Grawe, die Klärung, eingeleitet (Tabelle 1).

Tabelle 1: Psychotherapeutische Wirkfaktoren nach Grawe (2004)

1. therapeutische Beziehung
2. Klärung
3. Ressourcenaktivierung
4. Problemkonfrontation
5. Bewältigung

2 Bestandteile der Exploration

Die Exploration (lat. *explorare:* auskundschaften, erkunden) gilt als zentrales Instrument zur Beurteilung des psychischen Zustandes und Erlebens eines*r Patienten*in. Man versteht darunter ein strukturiertes Gespräch bzw. Interview, das im Gegensatz zu einem psychotherapeutischen Gespräch eine aktive und strukturierte Vorgehensweise des*r Untersuchers*in erfordert und zum Ziel hat, die verschiedenen psychischen Bereiche wie Stimmung, Denkinhalte und kognitive Funktionen im Einzelnen (psychischer Status), aber auch in deren Gesamtheit zu erfassen. Vonseiten des*r zu Untersuchenden ist ein Mindestmaß an Mitteilungsbereitschaft und sprachlicher Klarheit erforderlich. Das Gespräch selbst ist ein dialogisch konfigurierter Prozess (siehe Kapitel „Allgemeine Richtlinien der psychiatrischen Gesprächsführung", S. 11 f.) und beschränkt sich nicht nur auf den äußerlichen Objektbezug (3. Person-Perspektive, quasiobjektives Beobachten), sondern bezieht auch das persönliche Erleben des*r Patienten*in (1. Person-Perspektive, Übertragung) und die Beziehungsperspektive (2. Person-Perspektive, Gegenübertragung) in die Diagnostik mit ein.

Obwohl ein psychiatrisches Gespräch ein sich wiederholender Prozess in der Behandlung ist, unterscheidet man didaktisch bezüglich der Gesprächsführung und inhaltlich zwischen einem Erstgespräch und einem Wiederholungsgespräch.

Im **Erstgespräch** geht es darum, innerhalb eines kurzen Zeitraumes möglichst viele Informationen zu erhalten, wobei eine vollständige Informationserhebung innerhalb einer Stunde meist nicht erreicht werden kann. Der*die Patient*in soll zu Beginn des Gesprächs seine*ihre Probleme bzw. Schwierigkeiten darstellen, die ihn*sie zur Untersuchungssituation (stationäre Aufnahme oder ambulanter Besuch) gebracht haben. An diesen offenen Teil schließt sich für gewöhnlich ein strukturierter Teil (Status psychicus) an, der, wie eingangs beschrieben, ein aktives und lenkendes Element seitens des*r Untersuchers*in enthält und auch als Exploration im engeren Sinne (siehe unten) bezeichnet werden kann. Am Ende des Gesprächs soll der*die Patient*in noch die Gelegenheit erhalten, wichtige Dinge anzusprechen, die im Gespräch eventuell nur gestreift wurden oder nicht vorgekommen sind. Im **Wiederholungsgespräch** geht es einerseits um Ergänzungen, andererseits um eine neuerliche Erfassung des psychopathologischen Befundes.

Zu erwähnen ist auch die **Außenanamnese** (Fremdanamnese), die in der Praxis eine wichtige Informationsquelle darstellt, aber nur mit Zustimmung des*r Patienten*in erfolgen soll. Diese dient der Erhebung von fehlenden Daten und der Objektivierung der bisherigen Angaben durch den*die Patienten*in. Bei schweren psychischen Störungen, wie etwa Demenz, Delir, akuter Psychose oder schwerer Intelligenzminderung, stellen fremdanamnestische Angaben bzw. das Studium von vorhandenen Schriftstücken (Aktenstudium) oft die einzige verlässliche Informationsquelle dar.

Bestandteile der Exploration sollen die Erfassung gewisser soziodemografischer Daten, die Beschwerden des*r Patienten*in (Hauptbeschwerden), dessen*deren aktuelle Vorgeschichte, die psychiatrische und somatische Anamnese, die Familienanamnese und dessen*deren Biografie beinhalten. Innerhalb eines solchen Interviews lässt sich ein wesentlicher Teil des psychopathologischen Befundes erheben, bei Unklarheiten oder nicht zur Sprache gekommenen Themen sollen aber ergänzende Fragen, wie beispielsweise zur Beurteilung des Schlafverhaltens oder der Suizidalität, gestellt bzw. exploriert werden.

Bestandteile der Exploration sind:
1. soziodemografische Daten
2. Querschnitt: aktuelle Hauptbeschwerden, aktuelle Vorgeschichte, psychopathologischer Status, aktueller sozialer Status
3. Längsschnitt: psychiatrische Anamnese, somatische Anamnese, Biografie, Entwicklung und soziale Anamnese
4. Familienanamnese

2.1 Soziodemografische Daten

Diese Daten umfassen die Identifikation und Beschreibung des*r Patienten*in und beinhalten u. a. Name, Geburtsdatum, Adresse, Geburtsort, Nationalität, Familienstand, Angaben zu Beruf und Tagesbeschäftigung sowie die Nennung von Angehörigen. Bereits aus den einfach gestellten Fragen, die noch nicht eigentlicher Bestandteil der Exploration sind, lassen sich wesentliche Hinweise auf psychopathologische Auffälligkeiten (wie beispielsweise Orientierungsstörungen oder Auffassungsdefizite) ableiten.

Vorschläge für Fragen

- Darf ich um Ihren Namen bitten?
- Wo wohnen Sie?
- Wann und wo sind Sie geboren?
- Was machen Sie tagsüber? Gehen Sie einem Beruf nach?
- Darf ich die Namen und Adressen Ihrer Angehörigen erfahren?

2.2 Hauptbeschwerden

Die Hauptbeschwerden beinhalten diejenigen Symptome, die den Grund der Exploration darstellen, und sind bereits wichtige Bestandteile des psychopathologischen Status. Dabei ist darauf zu achten, dass der*die Patient*in zunächst unbeeinflusst, mit eigenen Worten, seine*ihre Probleme, Schwierigkeiten oder Symptome berichtet, ohne als Untersucher*in bereits Vorgaben zu machen, wie etwa die Aufforderung: „Berichten Sie mir nur über *psychische* Probleme!“ Zum besseren Verständnis kann auch ein Nachfragen hilfreich sein: Wenn der*die Patient*in beispielsweise über Depressionen berichtet, ist es ratsam zu fragen, was er*sie darunter versteht. Wenn der*die Betroffene jedoch nicht oder nur zögerlich über seine*ihre Probleme berichtet, hilft es, mit offenen Fragen das Gespräch zu beginnen.

Vorschläge für Fragen

- Was führt Sie zu mir?
- Welche Beschwerden oder Probleme führen Sie zu mir?
- Was ist der Grund für Ihre Aufnahme?
- Was könnte Ihrer Meinung nach der Grund dafür sein, dass man Sie hergebracht hat? (bei Patient*innen, die gegen ihren Willen in ein Krankenhaus gebracht wurden)

2.3 Aktuelle Vorgeschichte

Die aktuelle Vorgeschichte umfasst die Beschreibung der aktuellen Symptomatik und meint die Zeit unmittelbar vor der Kontaktaufnahme. Zu achten ist auf eine genaue Beschreibung der Symptome, wie deren Beginn, Intensität und Verlauf. Der*die Patient*in soll mitteilen, in welchem Zusammenhang diese aufgetreten sind, und den Grad der Beeinträchtigung sowie deren Folgen in persönlicher, sozialer und beruflicher Hinsicht schildern. Auch die Umstände, die zeitlich mit der Symptomatik in Zusammenhang gebracht werden können, sollen erfasst werden. Damit sind Life-Events (z. B. Arbeitsplatzverlust, Scheidung, Tod eines*r Angehörigen), chronische Belastungssituationen (z. B. Partnerschaftskonflikte, finanzielle oder gesundheitliche Probleme) oder auch aktuelle Probleme und Konflikte gemeint. Ein möglicher Zusammenhang mit dem Konsum von Alkohol, Medikamenten oder Drogen soll angesprochen werden, da dieses Thema selten spontan vom*von der Patienten*in angeschnitten wird. Daneben sollen noch das persönliche Krankheitskonzept bzw. die möglichen individuellen Ursachen der Symptome des*r Betroffenen erfragt werden.

Vorschläge für Fragen

- Wann haben Ihre jetzigen Beschwerden oder Probleme begonnen?
- Wann haben Sie sich zuletzt gesund gefühlt?
- Wie stark waren Sie durch die Probleme oder Beschwerden in Ihrem beruflichen oder sozialen Leben beeinträchtigt?
- Waren oder sind Sie im Krankenstand?
- Gab es am Beginn der jetzigen Beschwerden belastende Ereignisse oder Veränderungen in Ihrem Leben?
- Haben Sie, als diese Beschwerden anfingen, möglicherweise mehr Alkohol als sonst für Sie üblich getrunken? Denken Sie öfter darüber nach, keine Freude am Leben zu haben?
- Was könnte Ihrer Meinung nach der Grund für die Symptomatik oder Störung sein?
- Welche Behandlungen haben in der aktuellen Episode stattgefunden? Welche Medikamente nehmen Sie derzeit?

2.4 Psychiatrische Anamnese

Die psychiatrische Anamnese bezieht sich auf die Vorgeschichte einer psychischen Störung sowie auf bereits stattgefundene psychiatrische und psychotherapeutische Behandlungen. Der Langzeitverlauf von psychischen Störungen, wie depressive Störungen oder bipolare affektive Störungen, soll erfasst werden, ebenso der Beginn (Ersterkrankungsalter), eventuelle jahreszeitliche Schwankungen, Intensität und Episodendauer einer psychischen Krankheit. Erfragt werden sollen auch psychische Symptome im Kindes- und Jugendalter, allgemeine Verhaltensauffälligkeiten und vegetative Symptome (Schlafverhalten, Appetit, Verdauung etc.). Zur psychiatrischen Anamnese zählen auch Fragen zum Substanzmittelmissbrauch (evtl. Vorliegen eines Abhängigkeitssyndroms) und die Sexualanamnese. Wenn der*die Patient*in bereits in psychiatrischer Behandlung war, so sind die Medikamenteneinnahme oder vorbestehende psychiatrische Diagnosen genau zu erheben. Daneben sollte auch die Frage nach selbstverletzendem Verhalten oder Suizidversuchen gestellt werden, die Hinweise auf durchgemachte psychische Störungen geben können.

Vorschläge für Fragen

- Hatten Sie bereits zu einem früheren Zeitpunkt ähnliche oder andere psychische Probleme?
- Wann haben Sie sich erstmals psychisch krank gefühlt?
- Gab es Phasen von Hochstimmung, die auch anderen aufgefallen sind und als bedenklich eingestuft wurden?
- Waren frühere psychische Beschwerden oder Probleme im Rahmen einer Krankheitsepisode zeitlich abgrenzbar (welche Dauer?) oder gab es einen chronischen Verlauf (Dauer mehr als zwei Jahre)?
- Waren Sie schon einmal in psychiatrischer oder psychotherapeutischer Behandlung?
- Erinnern Sie sich noch an die Namen von Psychopharmaka, an Wirksamkeit oder eventuelle Nebenwirkungen? Erinnern Sie sich noch an Art und Umfang eventueller psychotherapeutischer Behandlungen?
- Gab es bereits früher schwere Lebenskrisen oder gar Phasen, in denen Ihnen das Leben keine Freude mehr bereitet hat?
- Haben Sie schon einmal versucht, sich das Leben zu nehmen?

2.5 Somatische Anamnese

Ergänzend zur psychiatrischen Anamnese wird hier die somatische (= medizinische) Vorgeschichte erhoben. Neben allen erinnerbaren körperlichen Krankheiten sollen u.a. frühkindliche Entwicklungsstörungen, Kinderkrankheiten, Stoffwechselstörungen, Verletzungen, vorbestehende ärztliche Behandlungen, Klinikaufenthalte und die aktuelle Medikation (Medikamentenanamnese) erfasst werden. Besonders muss auf Schäden und Krankheiten, die das Zentralnervensystem betreffen, wie Hirnhautentzündung, Epilepsie oder ein Schädel-Hirn-Trauma nach einem Unfall, geachtet werden. Zu einer psychiatrischen Untersuchung gehört auch eine umfassende somatische und neurologische Untersuchung, da psychische Symptome oft Hinweise auf eine körperliche Krankheit geben können bzw. manche körperliche Störungen psychische Symptome verursachen können.

Vorschläge für Fragen

- Leiden Sie an einer körperlichen Erkrankung, beispielsweise an Diabetes, an Bluthochdruck oder an einer Allergie?
- Waren Sie wegen einer Verletzung oder Erkrankung jemals im Krankenhaus?
- Hatten Sie früher einen schweren Unfall, unter Umständen sogar mit Bewusstlosigkeit?
- Nehmen Sie Medikamente?
- Waren Sie als Kind immer gesund?

2.6 Familienanamnese

Die Familienanamnese erfasst psychosoziale und genetische Aspekte aus der Familie des*r Patienten*in. Von Bedeutung sind psychische Störungen bei Verwandten ersten Grades, da beispielsweise Schizophrenie, affektive Störungen, Suizide, Suizidversuche sowie Suchterkrankungen nicht selten familiär gehäuft auftreten. Auch Verhaltensauffälligkeiten (z.B. Spielsucht, „Sonderlinge“) im Verwandtenkreis sind zu erfragen sowie Gesundheitszustand, Todesursache oder Sterbealter von Geschwistern, Eltern und Großeltern.

Daneben erhält man auch Auskunft über die Zusammensetzung, soziale Situation und Beziehungsmuster innerhalb der Herkunftsfamilie.

Vorschläge für Fragen

- Gibt es in Ihrer Familie bestimmte Krankheiten, die häufig aufgetreten sind?
- Gibt es jemanden in Ihrem Verwandtenkreis, wie Ihre Eltern oder Geschwister, der in psychiatrischer Behandlung war oder ist?
- Gab es bei Ihren Verwandten jemanden, der einen Suizidversuch oder einen Selbstmord durchgeführt hat?
- Gibt es jemanden in Ihrem Verwandtenkreis, der Alkoholprobleme oder ein anderes Suchtproblem hat?
- Leben Ihre Eltern noch? Wenn nein, woran sind sie gestorben?

2.7 Biografie und soziale Situation

Der Lebenslauf oder die biografische Anamnese ist in der Psychiatrie ein wichtiger Bestandteil zur Erfassung und zum Verstehen der psychischen Störung. Bei vielen Erkrankungen stehen lebensgeschichtliche und auslösende biografische Faktoren in engem Zusammenhang. Die Biografie gibt Auskunft über die Lebenssituation der Eltern, Geburt, frühe Kindheit, schulische Entwicklung, Pubertät und Adoleszenz, Partnerschaft, Eheschließung, Ausbildung, Beruf und die aktuelle soziale Situation des*r Patienten*in. Die äußere Biografie, bei der objektive Daten (z. B. Schulabschluss, sozioökonomische Verhältnisse) erhoben werden, wird von der inneren Lebensgeschichte unterschieden, bei der über persönliche Erinnerungen und Werte sowie subjektives Erleben gesprochen wird. In einem einzigen psychiatrischen Gespräch (z. B. Erstgespräch) kann die Biografie nur bruchstückhaft erhoben werden. Man sollte aber als Untersucher*in einen ersten Eindruck von Herkunft, beruflicher und persönlicher Entwicklung und von der gegenwärtigen sozialen Situation des*r Patienten*in erhalten.

Vorschläge für Fragen

- Was machen Sie beruflich?
- Welche schulische oder berufliche Ausbildung haben Sie?
- Leben Sie in einer Partnerschaft, sind Sie verheiratet? Gab es Trennungen in Ihrem Leben?
- Wie ist Ihre finanzielle Situation?
- Welche Personen sind für Sie wichtig? Haben Sie eine Familie?
- Was tun Sie in Ihrer Freizeit? Haben Sie besondere Gewohnheiten oder Hobbys?
- Was ist Ihnen im Leben wichtig? Welche Werte haben Sie? Sind Sie religiös?

2.8 Beurteilung der prämorbiden Persönlichkeit

In einem psychiatrischen Gespräch ist die Beurteilung der Persönlichkeit bzw. der prämorbiden Persönlichkeitsstruktur eine schwierig zu bewältigende Aufgabe, da hierfür meist ein längerer Beobachtungsverlauf bzw. auch eine ausführliche Fremdanamnese vorliegen sollte. Der Begriff „Persönlichkeit“ bezeichnet im Allgemeinen Charaktereigenschaften wie Temperament, persönliche Werte oder Einstellungen eines Menschen, wobei man darunter in der Psychopathologie die Summe aller prägnanten psychischen Eigenheiten und Verhaltensbereiche versteht, die für den Einzelnen einzigartig und unverwechselbar sind und Aspekte des Fühlens, Denkens, Wahrnehmens und der Gestaltung sozialer Beziehungen beinhalten. Zu erfassen sind prägnante Eigenschaften, die bereits früh im Leben bestanden haben, wie beispielsweise Impulsivität, Ängstlichkeit oder Zwanghaftigkeit. Diese Persönlichkeitszüge können, müssen aber nicht mit der gegenwärtigen Problematik in Zusammenhang stehen.

Vorschläge für Fragen

- Wie würden Sie sich als Mensch beschreiben?
- Welche Charaktereigenschaften haben Sie schon immer an sich beobachtet?
- Wie schätzen andere Sie ein?
- Haben Sie durchgängige Probleme, wie Spannungszustände, Wutausbrüche oder impulsives Verhalten?
- Wie verhalten Sie sich bei Konflikten? Ist dies immer so oder nur in letzter Zeit?

3 Typische Settings

3.1 Trauer

Für das Verständnis von Trauernden und das Gespräch mit Trauernden haben sich die Trauerphasen nach Verena Kast (2006) sehr bewährt:
1. Trauerphase: Nicht-wahrhaben-Wollen
2. Trauerphase: Aufbrechende Emotionen
3. Trauerphase: Suchen und Sich-Trennen
4. Trauerphase: Neuer Selbst- und Weltbezug

3.2 Krise

Krisen im menschlichen Leben werden von Gernot Sonneck (2000) in verschiedene Formen unterteilt.

▸ Traumatische Krise

Die traumatische Krise umfasst vier Phasen (Sonneck, 2000):
1. Schockphase
2. Reaktionsphase
3. Bearbeitungsphase
4. Neuorientierung

▸ Veränderungskrise

Bei Veränderungskrisen lassen sich sechs Phasen identifizieren (Sonneck, 2000):
1. Phase: Konfrontation
2. Phase: Versagererleben
3. Phase: Mobilisierung
4. Phase: Vollbild der Krise
5. Phase: Bearbeitung
6. Phase: Neuanpassung

Das BELLA-Interventionskonzept (Sonneck, 2000) für akute Krisensituationen umfasst folgende Punkte:
Beziehung aufbauen
Erfassen der Situation
Linderung von Symptomen
Leute einbeziehen, die unterstützen
Ansatz zur Problembewältigung

Vergleichen Sie dazu auch die psychotherapeutischen Wirkfaktoren nach Grawe (2004) in Tabelle 1 (S. 14).

4 Status psychicus, psychopathologischer Befund

Der psychopathologische Befund oder Status psychicus erfasst systematisch jene psychischen Merkmale, Besonderheiten und Symptome, die zu Syndromen zusammengefasst werden und die Diagnose der aktuellen psychischen Störung ergeben.

Ein erster Eindruck ergibt sich bereits im ersten Kontakt aus dem Gespräch über die Hauptbeschwerden und der sozialen Situation sowie aus der Anamneseerhebung. Dabei fließen das äußere Erscheinungsbild (3. Person-Perspektive, Beobachtungssymptome, Fremdanamnese), die persönlichen Aussagen des*r Patienten*in (1. Person-Perspektive, subjektives Erleben des*r Patienten*in) und die Betrachtung der Beziehung (2. Person-Perspektive, Übertragung – Gegenübertragung) in den Status psychicus und die Bewertung der psychopathologischen Symptome mit ein.

Beobachtbare Symptome, die in der englischsprachigen Literatur auch signs (Zeichen) genannt werden, sind Ausdruck einer gestörten Psychomotorik, wie Unruhezustände, schnelles Sprechen oder reduzierte Mimik etc. Hier wird ausschließlich die Fremdbeurteilung herangezogen. Ebenfalls zu den Symptomen (symptoms) zählt man die Manifestationen des psychischen Zustandes, die **vom*von der Betroffenen berichtet werden** (Selbstbeurteilung), ohne dass diese vom*von der Untersucher*in beobachtet werden, wie beispielsweise Schlafstörungen oder Halluzinationen (= subjektive Informationsquellen).

Der Prozess der Befunderhebung ist komplex, da er eine Vielzahl von Bereichen berücksichtigen soll und klinisch sinnvoll sein muss. Wichtig ist, dass die Begriffe einheitlich definiert sind und möglichst einheitlich verwendet werden, wie z. B. im Manual zur Dokumentation psychiatrischer Befunde des AMDP-Systems (Arbeitsgemeinschaft für Methodik und Dokumentation in der Psychiatrie) dargestellt, dessen Merkmalsbereiche und Termini in Tabelle 2 (siehe S. 36) weitgehend angewendet werden. Um den Status psychicus als Screeninginstrument durch den Diagnosekatalog der psychischen Störungen einsetzen zu können (z. B. ICD-10, Tabelle 4, siehe S. 39 und ICD-11, Tabelle 5, siehe S. 40), braucht es ein strukturiertes Vorgehen. Dies ist sowohl durch die notwendige klinische Akuität bestimmt als auch durch die Notwendigkeit, im Gespräch mit den Patient*innen eine tragfähige therapeutische Beziehung aufzubauen. So sind die Symptombereiche Bewusstsein und Orientierung an den Anfang einer Exploration zu stellen. Gravierende Veränderungen beider Symptombereiche verlangen eine weitere medizinische Abklärung der Frage, ob eine organische psychische Störung (F0 nach ICD-10) bzw. eine substanzinduzierte Störung (F1, Intoxikation oder substanzassoziiertes Delir) vorliegt. Die weitere Vorgehensweise ist in Tabelle 3: Status psychicus/psychischer Status (siehe S. 38) dargestellt.

- **Querschnitt:** Mit **Querschnittsymptomen** bezeichnet man jene Symptome, die der*die Patient*in zum Zeitpunkt der Untersuchung schildert oder die an ihm*ihr beobachtet werden können. Diese bilden die Grundlage zur Erfassung eines aktuellen psychischen Status.
- **Längsschnitt:** Obwohl die Erfassung der unmittelbaren Beschwerdelage wichtig ist, wird immer nur ein kleiner Ausschnitt eines*r Patienten*in gesehen. Länger andauernde Symptome bzw. Beschwerden der Vergangenheit sollten daher genauso im Blickpunkt stehen. Diese bezeichnet man, in Analogie zum Querschnitt, als **Längsschnittsymptome**. So kann ein depressives Syndrom im Querschnitt durch die Information aus dem Längsschnitt differenzialdiagnostische Überlegungen erlauben: eine Erstmanifestation einer Depression, eine Phase im Rahmen einer rezidivierenden Depression oder eine depressive Episode im Rahmen einer bipolaren Störung.

- **Syndrom:** Von einem Syndrom spricht man, wenn mehrere Symptome in einem Komplex oder Verband auftreten. Beim *depressiven Syndrom* sind dies beispielsweise die Einzelsymptome Niedergeschlagenheit, Interesselosigkeit, Freudlosigkeit, Müdigkeit, Antriebsstörung oder Schlafstörungen. Trotz der Entwicklung von modernen Diagnosesystemen kommt den Syndromen, wie sie im speziellen Teil dieses Buches dargestellt werden, nach wie vor eine klinisch-praktische Bedeutung zu, da diese als Zwischenschritt in der Diagnostik aufgefasst werden können. Da in der Praxis meist eine Fülle von Informationen nicht oder nur bruchstückhaft vorliegt, ist es zunächst hilfreich, die Beschwerden des*r Patienten*in einem Syndrom zuzuordnen, was durch Summierung von berichteten oder beobachtbaren Symptomen erfolgt.

4.1 Bewusstseinsstörungen

Eine Definition des Begriffs „Bewusstsein" ist schwer zu formulieren. Ein wichtiger Aspekt des Bewusstseins ist die Wachheit im Gegensatz zur Bewusstlosigkeit. Im Zustand der Wachheit umfasst das Bewusstsein die registrierten Wahrnehmungen, Gedanken, Vorstellungen, Erinnerungen und Empfindungen. Im klinischen Kontext werden häufig nur die Störungen definiert. Veränderungen der Wachheit werden als quantitative Bewusstseinsstörungen beschrieben. Qualitative Bewusstseinsstörungen beschreiben fundamentale Störungen der Verarbeitungsprozesse des Gehirns.

Quantitative Bewusstseinsstörungen

- **Benommenheit:** Entspricht einer leichten Beeinträchtigung des Bewusstseins, wobei der*die Patient*in zwar wach, aber verlangsamt, müde und in seiner*ihrer Aufnahmefähigkeit eingeschränkt wirkt.
- **Somnolenz:** Der*die Patient*in ist schläfrig, kann aber leicht geweckt werden.
- **Sopor:** Nur starke Reize, wie kräftiges Zwicken oder laute Zurufe, können den*die Patienten*in wecken.
- **Koma:** Der*die Patient*in ist bewusstlos, nicht aufzuwecken (nicht weckbar) und hat eine reduzierte Reflextätigkeit. Ein*e komatöse*r Patient*in ist ein medizinischer Notfall.

Qualitative Bewusstseinsstörungen

- **Bewusstseinstrübung:** Dem*r Patienten*in fehlt die Fähigkeit, Aspekte des Erlebens, der eigenen Person und seiner*ihrer Umgebung zu verstehen und sinnvoll zu koordinieren. Beispiele dafür sind Bewusstseinstrübungen bei deliranten Zustandsbildern und bei Dämmerzuständen (Epilepsie).
- **Bewusstseinseinengung:** Der*die Betroffene ist wach, aber der Umfang des Bewusstseins ist eingeengt und reduziert sich z. B. auf das innere Erleben. Dadurch kommt es zu einer Verminderung der Ansprechbarkeit auf Außenreize, wobei die Handlungsabläufe äußerlich geordnet erscheinen können. Vorkommen bei *dissoziativen Störungen* oder *Dämmerzuständen.*
- **Bewusstseinsverschiebung:** Es kommt zu einer subjektiven Erweiterung des Bewusstseins mit einer Steigerung der Wachheit. Der*die Patient*in hat eine intensive Wahrnehmung von Raum und Zeit. Die Bewusstseinsverschiebung tritt auf bei Halluzinogenintoxikation und in seltenen Fällen bei Meditation und im Rahmen von schizophrenen oder manischen Psychosen.

Die Phänomene der Bewusstseinseinengung und Bewusstseinsverschiebung können auch als dissoziative Symptome aufgefasst werden.

4.2 Orientierungsstörungen

Orientierungsstörungen sind Beeinträchtigungen der zeitlichen, räumlichen, situativen und persönlichen Gegebenheiten. Desorientierte Patient*innen sind meist wach, finden sich aber in der Umgebung nicht zurecht. Orientierungsstörungen weisen, gemeinsam mit den Bewusstseinsstörungen, auf eine organische Ursache der Störung hin (ICD-10: F0 und F1). Wenn bei der Exploration der Verdacht auf eine Desorientiertheit besteht (z. B. bei einem*r älteren Patienten*in in einer Beratungsstelle oder im Krankenhaus), so ist es nicht immer notwendig, direkte, oft als peinlich empfundene Fragen zu stellen. Oft lassen sich diese aber gut in ein Gespräch einbinden.

- **Zeitliche Orientierungsstörung:** Die Störung des Zeitgefühls ist der sensibelste Parameter und bei beginnenden Demenzen frühzeitig zu beobachten. In diesem Fall weiß der*die Patient*in Tageszeit (Morgen, Abend), Datum, Tag, Monat oder Jahreszeit nicht.
- **Örtliche Orientierungsstörung:** Der*die Betroffene kann nicht sagen, wo er*sie sich befindet. Beispielsweise glaubt ein älterer Patient, der seit Tagen in einem Krankenhaus aufgenommen ist, im Gasthaus zu sein.
- **Situative Orientierungsstörung:** Die Situation wird in ihrem Bedeutungszusammenhang nicht erfasst. Dies ist typisch bei Patient*innen, die nicht wissen, warum sie in eine Klinik eingeliefert wurden.
- **Orientierungsstörung zur eigenen Person:** Wichtige lebensgeschichtliche Ereignisse sind nicht präsent, in schweren Fällen weiß der*die Betroffene weder sein*ihr Alter noch seinen*ihren Namen.

4.3 Störungen kognitiver Funktionen

Bei den kognitiven Störungen ist die Fähigkeit vermindert, Erlebnisse in ihrer Bedeutung und in ihrem Umfang zu begreifen, sich an sie zu erinnern und sich auf einen bestimmten Sachverhalt zu konzentrieren. Auffassungs-, Aufmerksamkeits- und Konzentrationsstörungen lassen sich meist während eines Gesprächsverlaufs erkennen. Bei Auffassungsstörungen begreifen Patient*innen beispielsweise nicht, dass man ein Gespräch über ihre Befindlichkeit führen will oder sie verstehen den Sinn einer Untersuchung nicht. Milde Konzentrationsstörungen zeigen sich unter Umständen erst am Ende einer Exploration. Bei Verdacht können auch einfache Aufgaben gestellt werden, wie beispielsweise mathematische oder verbale Testaufgaben. Das Vorliegen von Symptomen, die die Aufmerksamkeits- oder Konzentrationsfähigkeit betreffen, gibt allein kaum einen Hinweis auf die dahinterliegenden Störungen, da diese auch jeweils bei dementen, bei minderbegabten, bei schizophrenen oder auch bei depressiven Patient*innen vorkommen können.

- **Auffassungsstörung:** Der Sinn des Gesagten kann nicht erfasst werden. In einem längeren Gespräch merkt der*die Untersucher*in, dass konkrete Gesprächsinhalte nicht verstanden wurden.
- **Konzentrationsstörungen:** Die Fähigkeit, die Aufmerksamkeit durchgehend einer Tätigkeit, Arbeit oder einem Thema zuzuwenden, ist vermindert.

- **Merkfähigkeitsstörung:** Der*die Betroffene hat Schwierigkeiten, sich frische Eindrücke über einen kurzen Zeitraum (zehn Minuten) zu merken. Dies äußert sich beispielsweise darin, dass eine Patientin berichtet, ihre Lesebrille häufig zu verlegen. Merkfähigkeitsstörungen zeigen sich nicht selten bei beginnenden Demenzen und treten wesentlich früher als Gedächtnisstörungen auf.
- **Gedächtnisstörungen (Störung des Altgedächtnisses):** Die Fähigkeit, zurückliegende Ereignisse, Eindrücke oder Erfahrungen aus dem Gedächtnis abzurufen, ist herabgesetzt. Bei Patient*innen mit Hirnleistungsfunktionsstörungen kommt es oft erst relativ spät im Krankheitsverlauf zu Gedächtnisstörungen.
- **Konfabulationen:** Patient*innen mit Erinnerungslücken füllen diese mit fantasierten Inhalten oder Geschichten aus, die sie selbst für Erinnerungen halten. Konfabulationen sind Symptome einer schweren Demenz oder kommen bei langjähriger Alkoholabhängigkeit vor.
- **Amnesien:** Amnesien sind umschriebene (zeitlich begrenzte) Gedächtnislücken. Unterschieden wird die retrograde Amnesie (der Zeitraum vor einem Ereignis wie Unfall oder Trauma ist betroffen) von der anterograden Amnesie (der Zeitraum nach dem Ereignis ist betroffen). Amnesien entstehen häufig nach Schädel-Hirn-Traumen, sie können aber auch als eigenes Phänomen im Rahmen von Belastungsreaktionen oder dissoziativen Störungen auftreten.
- **Paramnesien:** Dies sind Erinnerungsfälschungen, bei denen die Betroffenen Erinnerungen wie bei einem Wahn umändern oder das vermeintliche Gefühl der Vertrautheit (franz. *déjà-vu:* schon gesehen) empfinden. Déjà-vus kommen bei Gesunden manchmal vor, bei Patient*innen mit präpsychotischen Zuständen oder psychotischen Zuständen gehäuft. Die Frage danach kann auch zur Prüfung der Offenheit verwendet werden. Leugnen Patient*innen, jemals ein Déjà-vu gehabt zu haben, so ist es möglich, dass sie psychotische oder vermeintlich psychotische Symptome leugnen, um einer nicht gewollten Diagnose zu entgehen.
- **Metakognitive Störungen:** Die Auseinandersetzung mit den eigenen Denkprozessen ist beeinträchtigt, das Denken über das Denken unterliegt also einer Störung. Durch derartige Denkstörungen kann die Krankheitseinsicht vermindert sein. Theory of Mind-Störungen führen zur Störung der Einschätzung von Denkprozessen anderer Personen.
- **Störungen der exekutiven Funktionen:** Inhibitionsstörung, Flexibilitätsstörung; mithilfe der exekutiven Funktionen steuern wir unser Verhalten. Bei Inhibitionsstörungen können unangebrachte Verhaltensweisen nicht unterdrückt werden, bei der Flexibilitätsstörung steht ein starres, unflexibles Verhalten im Vordergrund.

4.4 Formale Denkstörungen

Formale Denkstörungen sind Beeinträchtigungen des Denkablaufes, die sich in der Sprache und Sprechweise zeigen. Das Denken kann durch Verlangsamung oder Beschleunigung verändert werden bzw. können die Denkinhalte in ihrem Zusammenhang gestört sein. In älteren Lehrbüchern findet man auch den Begriff der „inhaltlichen Denkstörung“, wobei hier Wahnideen oder Ängste gemeint sind. Die folgenden Ausführungen beziehen sich aber nur auf die formalen Denkstörungen, die bei der Schizophrenie eine wesentliche Rolle spielen. Diese noch leichten Denkstörungen in Form von umständlichem, vagem und eigentümlichem Denken sind oft erste Hinweise auf das Vorliegen dieser Krankheit. Diese Form der Psychopathologie soll aber nicht automatisch mit der Schizophrenie in Verbindung gebracht werden, sondern kann u. a. auch Ausdruck von depressiven oder organischen psychischen Störungen sein.

- **Denkhemmung, Denkverlangsamung:** Das Denken wird vom*von der Patienten*in als verlangsamt und gebremst erlebt und äußert sich in einer langsamen und schleppenden Sprechweise.
- **Umständliches Denken:** Der*die Betroffene hat eine weitschweifige Ausdrucksweise, wobei es diesem*r schwerfällt, Wichtiges von Nebensächlichem zu trennen.
- **Eingeengtes Denken:** Das Denken kreist ausschließlich um ein einziges Thema, über das der*die Patient*in auch vorwiegend spricht. Wenn der Betroffene an einem Thema regelhaft verhaftet zu sein scheint, spricht man auch von Grübeln.
- **Perseveration:** Wenn immer wieder dieselben Gedanken ablaufen, bezeichnet man dies als Gedankenkreisen. Perseverationen kommen oft gemeinsam mit eingeengtem Denken, ständigem Grübeln und sich aufdrängenden Gedanken (Gedankendrängen) vor.
- **Gedankendrängen:** Viele verschiedene und gleichzeitig auftretende Einfälle oder Gedanken werden vorgetragen oder beklagt.
- **Ideenflucht:** Es besteht eine Fülle von gedanklichen Einfällen, wobei das Denkziel meist nicht erreicht wird, da neue beschleunigte Gedanken und Ideen (Assoziationen) dazwischengeschaltet sind. Man nimmt ein extrem rasches Sprechen wahr, das als Logorrhoe bezeichnet wird. Ideenflucht und beschleunigte Denkabläufe sind charakteristisch für manische Episoden.
- **Vorbeireden:** Auf Fragen geht der*die Patient*in nicht ein, sondern bringt inhaltlich ein anderes Thema vor, obwohl davon ausgegangen werden kann, dass die Frage verstanden wurde.
- **Sperrungen, Gedankenabreißen:** Es kommt zu einem abrupten Abbruch eines Gedankens ohne äußere Ablenkung oder Grund. Auffallend ist das plötzliche Stocken beim Sprechen. Sperrungen sind typische Symptome einer Schizophrenie.
- **Zerfahrenheit, Inkohärenz:** Das Denken und Sprechen des*r Patienten*in zeigen keinen logischen Zusammenhang, die Gedankengänge sind dissoziiert. Sätze, Satzgruppen und Worte sind durcheinander, ohne offensichtlichen Sinn gebildet oder fragmentiert. Typisch sind *Paragrammatismus* (gestörter Satzbau), *Kontaminationen* (Verschmelzung von Wortinhalten und heterogener Sachverhalte), *Verdichtungen* (Zusammenführen von nicht zusammengehörigen Ideen) und *Schizophasie* (sinnentleertes Wort- und Silbengemisch, „Wortsalat“). Beispielsweise sagt ein Patient: „Wenn der Tag gekommen, dann besonnen wir alle natürlich an Eidesstatt, geleitet mit schwarzen Flugvögel und geschmückt mit Löwenzahnblumen.“ Zerfahrenheit und Inkohärenz sind die ausgeprägtesten Formen von Denkstörungen bei schizophrenen Patient*innen.
- **Neologismen:** Es handelt sich um Wortneubildungen, die für die Umwelt unverständlich sind, jedoch für den*die Patienten*in eine Art Privatsprache darstellen. Beispielsweise verwendete eine schizophrene Patientin in einer psychiatrischen Abteilung wiederholt Worte bzw. Satzteile wie „delphinogen“, „delphinomord“, „die Eilarve ist ein Kriminaldialog“ oder „Weltentribünen sind Kinderspiele“, ohne dass das Personal verstand, was sie damit meinte.

4.5 Ängste

Angst ist ein notwendiger Teil des menschlichen Erlebens. Jeder Mensch kann von gefährlichen Situationen – wie beispielsweise im Straßenverkehr – berichten, wo Angst *verspürt* wurde und zu körperlichen und seelischen Reaktionen geführt hat. In diesem Fall ist Angst ein wichtiges und lebensnotwendiges Symptom, da es erst dadurch zu notwendigen vegetativen Abläufen (Blutdruckanstieg, Herzfrequenzbeschleunigung, Schwitzen etc.) kommt, die das Individuum entweder auf eine Flucht- oder Angriffsreaktion vorbereiten. Wenn Angst als psychopathologisches Symptom, das heißt ohne reale Entsprechung auftritt, spricht man von pathologischer Angst. Angst wird sowohl körperlich als auch psychisch gespürt.

- **Ängstlichkeit:** anhaltender Zustand latenter Angst mit gesteigerter Angstbereitschaft
- **Frei flottierende Angst, generalisierte Angst:** eine anhaltende Angst, die nicht auf eine bestimmte Situation beschränkt ist und viele Lebensbereiche der Betroffenen betrifft
- **Panikattacke, panische Angst:** anfallsartige plötzliche Angst, die von den Betroffenen als inadäquat erlebt wird
- **Phobien (gerichtete Angststörung):** Personen haben Angst vor Objekten (z. B. Tieren) oder bestimmten Situationen (z. B. große Höhe) und tendieren zum Vermeidungsverhalten.
- **Misstrauen:** Die meist ängstlichen und unsicheren Personen beziehen Wahrnehmungen auf sich, wobei anderen Menschen eine feindselige Haltung unterstellt wird. Das Misstrauen kann sich als Eifersucht manifestieren.
- **Hypochondrie:** Es besteht die unbegründete Befürchtung, krank zu sein, wobei beispielsweise Missempfindungen verstärkt wahrgenommen werden oder normale Körpervorgänge eine übermäßige Bedeutung bekommen.

4.6 Zwänge

Unter *Zwang* im Sinne eines psychopathologischen Symptoms versteht man Gedanken, Handlungsimpulse und Handlungen, die sich aufdrängen und nicht unterdrücken lassen. Der Begriff „zwanghaft“ wird von „impulshaft“ unterschieden, Letzteres dient mehr dem Lustgewinn als der Reduktion von Angst. Zwangsgedanken sind inhaltlich sehr unterschiedlich und zeigen sich als zwanghafte Ideen oder bildhafte Vorstellungen, die sich aufdrängen und als unsinnig erlebt werden. Zwangsimpulse sind auftretende Impulse, bestimmte Handlungen auszuführen, obwohl diese abgelehnt werden, sich aber nicht unterbinden lassen. Zwangshandlungen müssen hingegen auch gegen den inneren Widerstand ausgeführt werden, wie die wiederholte Händereinigung beim Waschzwang. Die Symptome treten vorwiegend bei der Zwangsstörung (Waschen, verbotene Gedanken und Kontrollieren, Sammeln und Horten, Symmetrie) auf, finden sich aber auch bei schweren Depressionen, Intelligenzminderung oder bei schizophrenen Störungen.

- **Zwangsgedanken:** Der*die Betroffene hat Gedanken oder Vorstellungen, die sich gegen inneren Widerstand oder gegen das eigene Wertesystem aufdrängen und als unsinnig erlebt werden.
- **Zwangsimpulse:** aufdrängende Impulse (meist in Form von Gedanken), bestimmte Handlungen auszuführen, die sich aber vom*von der Patienten*in nur schwer unterbinden lassen
- **Zwangshandlungen:** Gewisse Handlungen (z. B. das wiederholte Waschen der Hände) müssen immer wieder gegen inneren Widerstand ausgeführt werden.
  Unterscheide **Punding:** zwanghaftes stereotypes Herumräumen, z. B. bei Morbus Parkinson, ohne innere Dissonanz

4.7 Wahn

Ein Wahn ist definiert als krasse krankhafte Fehlbeurteilung der Realität, an der mit absoluter Gewissheit festgehalten wird, auch wenn sie im offensichtlichen Widerspruch zur Wirklichkeit und Überzeugung der Mitmenschen steht. Jedoch nicht die falsche Überzeugung ist das Charakteristische am Wahn, sondern die unkorrigierbare subjektive Überzeugung im Erleben des Erkrankten. Wahnphänomene treten erfahrungsunabhängig mit verschiedenen Inhalten und unterschiedlichen Ausdrucksformen auf. Nach Christian Scharfetter ist Wahn „eine private lebensbestimmende Überzeugung eines Menschen von sich selbst und seiner Umwelt (Privatwirklichkeit)".

Obwohl Wahnphänomene bei der Schizophrenie wesentliche Merkmale sind, muss darauf hingewiesen werden, dass Wahnsymptome bei einer Vielzahl von psychischen und organischen Störungen und prinzipiell auch bei gesunden Menschen vorkommen können. Die Wahninhalte geben keine Hinweise für mögliche Rückschlüsse auf die Diagnose oder Ursache des Syndroms. Wahnsymptome sind oft von ängstlichem Verhalten begleitet, sodass dieser Umstand bei der Diagnostik und Therapie besonders berücksichtigt werden sollte.

Der Begriff „überwertige Idee" soll nicht mit dem Begriff „Wahn" gleichgesetzt werden. Im Gegensatz zu den Erlebnisinhalten des Wahns sind diese aber nicht absolut unkorrigierbar.

Entstehung der Wahnsymptome:
Ein Wahn äußert sich zunächst in Form von **Wahnstimmung**, die durch die verändert erlebte Welt oder das verändert erlebte Ich-Bewusstsein bedingt ist. Der*die Patient*in kann innerlich erschüttert oder ängstlich, bedroht und erschreckt imponieren („Es ist seltsam, aber die Leute schauen mich alle böse an. Ich weiß, das ist ein Zeichen, dass etwas Sonderbares vorgeht"). Bei der **Wahnwahrnehmung** erhalten reale Sinneswahrnehmungen eine abnorme Bedeutung („Dadurch dass Sie mit dem Kugelschreiber hantieren, signalisieren Sie mir, dass ich homosexuell bin"). Als **Wahneinfall** bezeichnet man das gedankliche Auftreten von Wahnvorstellungen („Heute habe ich bemerkt, dass ich der Sohn des Finanzministers bin"). Wenn sich die anfangs noch isolierten und unzusammenhängenden Wahnideen zu einem Wahngebäude zusammenschließen, spricht man von einem **systematisierten Wahn**.

- **Beziehungswahn:** Der*die Kranke bezieht belanglose Dinge und Ereignisse wahnhaft auf sich.
- **Verfolgungswahn und Beeinträchtigungswahn:** Bei diesem sehr häufigen Wahnthema fühlt sich der*die Patient*in meist von bösen Mächten oder Menschen verfolgt und bedroht oder erlebt sich als Ziel von Anfeindungen.
- **Eifersuchtswahn:** Der*die Betroffene ist sich absolut sicher, vom*von der Partner*in betrogen zu werden.
- **Schuldwahn:** Der*die Patient*in ist wahnhaft davon überzeugt, Schuld auf sich geladen zu haben und fühlt sich für viele Dinge verantwortlich. Der Schuldwahn ist bei schweren Depressionen besonders häufig.
- **Verarmungswahn:** Der*die Betroffene ist überzeugt, dass er*sie zu wenig Geld für seinen*ihren Lebensunterhalt hat. Auch dieses Wahnthema entspricht einer depressiven Stimmung (synthymer Wahn) und ist, wie der Schuldwahn und der hypochondrische Wahn, bei schweren depressiven Episoden häufig anzutreffen.
- **Hypochondrischer Wahn:** Der*die Patient*in ist wahnhaft davon überzeugt, eine schwere Krankheit zu haben. Abzugrenzen ist diese Wahnform von der hypochondrischen Störung.

- **Größenwahn:** Der*die Betroffene meint, besondere Fähigkeiten und Kräfte zu besitzen und überschätzt sich dadurch oft in einer für ihn*sie gefährlichen Weise. Manchmal geht die Selbstüberhöhung so weit, dass der*die Betroffene glaubt, eine berühmte Persönlichkeit der Vergangenheit oder Gegenwart zu sein.
- **Liebeswahn:** Das zentrale Wahnthema besteht darin, dass eine bestimmte Person den*die Betroffene*n liebt. Der*die Kranke deutet das Verhalten der Person als Zeichen von Liebe ihm*ihr selbst gegenüber, obwohl dies in keiner Weise stimmt („Liebe par distance").
- **Religiöser Wahn:** Der*die Kranke meint, in besonderer Verbindung mit Gott zu stehen oder hält sich selbst für eine religiöse Gestalt.

4.8 Exkurs: Psychotische Symptome

Wahn und Halluzinationen bezeichnet man im klinischen Alltag als psychotische Symptome. Der Ausdruck „psychotisch" wird nach ICD-10 und DSM-IV im deskriptiven Sinn verwendet, wobei keine Annahmen zur Genese oder Psychodynamik enthalten sind. Neben dem Vorkommen von Halluzinationen und wahnhaften Symptomen zählt man auch bestimmte Formen schweren abnormen Verhaltens (Erregungszustände, Überaktivität, psychomotorische Hemmung, katatone Störungen) sowie formale Denkstörungen und bestimmte Formen von Ich-Störungen dazu. Psychotische Symptome kommen in einem breiten Diagnosespektrum vor, von F0, F1, F2, F3 bis zu kurzen quasipsychotischen Symptomen bei Persönlichkeitsstörungen (ICD-10: F6).

4.9 Halluzinationen und Sinnestäuschungen

Zu den Sinnestäuschungen zählt man Illusionen, Halluzinationen und Pseudohalluzinationen. Halluzinationen sind Wahrnehmungen ohne entsprechende Reizquelle (Gegenstand der Außenwelt). Der*die Betroffene hört, sieht, riecht, schmeckt oder fühlt etwas, obwohl es keinen entsprechenden Außenreiz gibt. Alle Sinnesgebiete können Gegenstand von Halluzinationen sein. Bei Vorhandensein von Pseudohalluzinationen erkennt der*die Betroffene den Trugcharakter seiner*ihrer Wahrnehmungen.

Obwohl Halluzinationen flüchtig auch bei gesunden Menschen auftreten können (sogenannte hypnagoge Halluzinationen beim Aufwachen, bei der Meditation oder bei Sinnesdeprivation), stellen sie meist ein schwerwiegendes Symptom dar, welches eine medizinische Abklärung und Behandlung erforderlich macht. Halluzinationen sind ein Beispiel von einer subjektiven Manifestation eines psychopathologischen Symptoms: Möchte der*die Untersucher*in dies erfassen, so ist er*sie darauf angewiesen, dass der*die Patient*in seine*ihre Trugwahrnehmungen auch mitteilt. Das Berichten von Halluzinationen setzt ein Vertrauensverhältnis zwischen Therapeut*innen und Patient*innen voraus, da die Patient*innen dazu neigen, ihre Wahrnehmungen und Erlebnisse für sich zu behalten. Die klinische Erfahrung zeigt aber auch, dass – wenn ein*e Therapeut*in halluzinatorische Erlebnisse anspricht – der*die Patient*in erstaunlich offen und anschaulich darüber berichtet, da diese meist eine Belastung sind und er sich Hilfe erwartet, selbst dann, wenn keine Krankheitseinsicht besteht.

- **Illusionen (Illusionäre Verkennung):** Illusionen sind wirkliche Wahrnehmungen, die jedoch verfälscht wahrgenommen und fehlgedeutet werden. Beispielsweise wird bei Dunkelheit ein schwarzer Fleck an der Wand für ein Gesicht gehalten.

- **Stimmenhören:** Bezeichnet das Hören einer oder mehrerer menschlicher Stimmen, die zum*r Betroffenen sprechen und sein*ihr Handeln kommentieren (kommentierende Stimme), mit oder über ihn*sie sprechen (dialogische oder dialogisierende Stimme) oder aber diesem*r Befehle erteilen (imperative Stimme). Das Hören einer Stimme oder das Lautwerden der eigenen Gedanken ist bei der paranoiden Schizophrenie ein wesentliches Diagnosekriterium.
- **Andere akustische Halluzinationen (Akoasmen):** Der*die Patient*in hört Musik, Geräusche oder ein Zischen.
- **Optische Halluzinationen:** Der*die Betroffene hat optische Eindrücke, die einerseits schemenhaft und amorph (Photome) gestaltet sind, andererseits sich auch als szenische Begebenheit (Personen und Gegenstände) manifestieren. Optische Halluzinationen sind oft ein Hinweis auf das Vorliegen einer organischen Psychose (Delir, Demenz).
- **Körperhalluzinationen:** Diese sind Sinneswahrnehmungen aus dem Bereich des Körpers. Werden die Eindrücke auf der Hautoberfläche wahrgenommen, spricht man von taktilen Halluzinationen (z.B. beim Dermatozoenwahn). Zoenästhetische Halluzinationen hingegen sind Trugwahrnehmungen aus dem Körperinneren. Beispielsweise gibt ein Patient an, dass sich sein Gehirn verschiebt.
- **Geruchs- und Geschmackshalluzinationen:** Diese meist gekoppelt auftretenden Symptome sind Sinnestäuschungen im Geruchs- bzw. Geschmacksbereich (olfaktorische und gustatorische Halluzinationen). Eine Betroffene riecht z.B. Leichengas oder Ähnliches.

4.10 Ich-Störungen

Unter Ich-Störungen versteht man Phänomene, bei denen die Grenze zwischen der eigenen Person und der Umwelt verändert oder gestört wahrgenommen wird. Depersonalisation und Derealisation sind häufige Phänomene, die bei der Panikstörung, bei todesnahen Erfahrungen in Momenten extremer Lebensgefahr oder bei der posttraumatischen Belastungsstörung auftreten, und können in diesen Fällen zu den dissoziativen Phänomenen gerechnet werden. Die Symptome Gedankenausbreitung, -entzug und -eingebung sind hingegen für eine schizophrene Psychose typisch und wurden von Kurt Schneider auch als Symptome ersten Ranges für die Schizophreniediagnose bezeichnet.

- **Depersonalisation:** Der*die Patient*in erlebt sich als Person unmittelbar verändert, fremd oder unwirklich. Subjektiv meinen Patient*innen, verrückt zu sein oder an einer schweren psychischen Erkrankung zu leiden.
- **Derealisation:** Umwelt, Gegenstände und Mitmenschen werden unwirklich und fremd erlebt. Die Umgebung wird auch räumlich verändert und unvertraut wahrgenommen. Wie die Depersonalisation ist die Derealisation ein häufiges Phänomen und wird bei der Angst- und Panikstörung gesehen.
- **Gedankenausbreitung:** Der*die Patient*in hat das Gefühl, dass andere an seinen*ihren Gedanken teilhaben und diese auch wissen, was er*sie denkt.
- **Gedankenentzug:** Es besteht das Gefühl, dass Gedanken entzogen oder weggenommen werden. Beispielsweise berichtet eine schizophrene Patientin, dass eine fremde Macht ihr ihre Gedanken stehle.
- **Gedankeneingebung:** Der*die Betroffene hat den Eindruck, dass seine*ihre Gedanken nicht von ihm*ihr selbst stammen, sondern von außen eingegeben, beeinflusst, gemacht oder gelenkt werden. Neben seinen*ihren Gedanken kann der*die

Patient*in auch sein*ihr Fühlen, Wollen und Handeln als von außen gemacht empfinden (Fremdbeeinflussungserlebnisse).

4.11 Störungen der Affektivität

Affektivität ist ein Oberbegriff und umfasst einerseits kurz andauernde Affekte wie Ärger, Freude, Hass oder Zorn, andererseits auch länger andauernde Stimmungen, wie sie beispielsweise bei depressiven Störungen vorkommen.

Störungen der Affektivität stellen einen wesentlichen Baustein im psychischen Status dar und sind für die Beurteilung eines psychisch kranken Menschen unerlässlich. Bevor so entscheidende Diagnosen wie eine *depressive Störung*, eine *bipolare affektive Störung* oder eine *Dysthymie* gestellt werden, soll an die einzelnen Punkte des Status gedacht und diese nötigenfalls auch erfragt (exploriert) werden. Wichtig ist gleichfalls, dass Affektstörungen ausgeprägten Tagesschwankungen unterliegen, wie beispielsweise das morgendliche Stimmungstief bei der Depression.

- **Ratlos:** Der*die Patient*in wirkt, als ob er*sie nicht versteht, was mit ihm*ihr und seiner*ihrer Umgebung passiert, oder so, als ob er*sie sich nicht zurechtfindet. Beispielsweise zeigt sich der*die ängstlich Betroffene verwundert und hilflos und fragt: „Wo bin ich eigentlich?“, „Was ist geschehen?“. Ratlosigkeit kann nach psychischen Traumen auftreten.
- **Gefühllosigkeit/Störung der Vitalgefühle:** Trauer kann nicht erlebt oder gespürt werden. Der*die Patient*in leidet unter fehlender Spannkraft, Lebendigkeit, Frische oder anderen fehlenden affektiven Regungen. Unter Anhedonie versteht man den Mangel an Freude und Wohlbefinden.
- **Affektarm:** Der*die Betroffene zeigt nur wenige oder gar keine Affekte und wirkt gleichgültig und teilnahmslos. Affektarmut kommt nicht nur bei depressiven Patient*innen, sondern auch bei jenen mit Persönlichkeitsstörungen vor.
- **Deprimiert:** Als Deprimiertheit oder Depressivität wird die negativ getönte Befindlichkeit mit gedrückter und niedergeschlagener Stimmung bezeichnet. Das Spektrum von Gefühlen kann von Traurigkeit, Stimmung des Unbehagens, Lustlosigkeit, Sorge, Gram bis zur sichtbaren Verzweiflung mit innerer Qual reichen.
- **Hoffnungslos:** Der*die Betroffene zeigt eine pessimistische Grundstimmung mit fehlender Zukunftsorientierung. Ein*e depressive*r Patient*in meint z.B., dass er*sie nie wieder gesund werde.
- **Ängstlich:** Der*die Betroffene berichtet über Ängste, manchmal ohne angeben zu können wovor. Man unterscheidet generalisierte Angst (frei flottierend), phobische Angst und das panikartige Auftreten von Angst (siehe S. 27f.).
- **Euphorisch:** Euphorie ist ein Zustand des übersteigerten Wohlbefindens, der Heiterkeit, Geselligkeit und des gehobenen Vitalgefühls und tritt längerfristig bei manischen Patient*innen, kurzzeitig auch bei Substanzmittelabusus (z.B. Alkohol, Kokain) auf.
- **Dysphorisch/gereizt:** Der*die dysphorische Patient*in ist mürrisch, nörgelnd, unzufrieden, ärgerlich und fällt durch missmutige Stimmung auf. Im Extremfall steigert sich die Stimmung zur Gereiztheit (Spannung), die zu aggressivem Verhalten führen kann.
- **Innerlich unruhig:** Der*die Betroffene fühlt sich missgelaunt und depressiv, erlebt aber gleichzeitig eine innere Unruhe, Antriebssteigerung und Aufgewühltheit. Diese Symptomatik wird auch als agitiertes Zustandsbild bezeichnet.
- **Klagsam:** Die negativ getönte Befindlichkeit mit Kummer, Schmerzen und Ängs-

ten wird deutlich und sichtbar zum Ausdruck gebracht. Patient*innen zeigen sich weinerlich und lamentieren ausdrucksstark.

- **Insuffizienzgefühle:** Der*die Kranke zeigt eine Störung des Selbstwertgefühls und hat das Vertrauen in die eigene Leistungsfähigkeit verloren. Beispielsweise meint eine Patientin, nichts wert, dumm oder hässlich zu sein.
- **Gesteigertes Selbstwertgefühl:** Das Gefühl des eigenen Wertes und der Leistung ist über das normale Maß hinaus gesteigert. Die oft manischen Patient*innen halten sich für besonders tüchtig, intelligent und begabt.
- **Schuldgefühle:** Der*die Patient*in äußert Vorwürfe gegen sich, fühlt sich für eine Tat verantwortlich oder meint, in der Vergangenheit Verfehlungen begangen zu haben. Schuldgefühle sind oft erste Anzeichen eines depressiven Syndroms, können sich aber auch bei schweren Depressionen bis zum Schuldwahn ausformen.
- **Verarmungsgefühle:** Es besteht die Meinung, nicht mehr den Lebensunterhalt bestreiten zu können oder verarmt zu sein. Die Abgrenzung zum Verarmungswahn ist schwierig.
- **Ambivalent:** Der*die Betroffene erlebt widersprüchliche Gefühle, Impulse oder Vorstellungen und kann keine Entscheidung treffen. Dieses quälende Symptom besteht, neben der schweren depressiven Störung, u. a. auch bei der Schizophrenie.
- **Parathymie:** Wenn der Inhalt des Gesprochenen nicht mit dem Gefühlsausdruck eines*r Patienten*in übereinstimmt, spricht man von *Affektdissoziation* oder *Parathymie*. Beispielsweise berichtet eine Patientin mit lachender Stimme, dass sie verfolgt werde und keine Freude am Leben habe. Parathymie kommt am ehesten bei schizophrenen Patient*innen vor.
- **Affektlabil/affektinkontinent:** Der*die affektlabile Patient*in zeigt einen raschen Stimmungswechsel von tieftraurig bis fröhlich-heiter. Von Affektinkontinenz spricht man dann, wenn selbst bei geringen Anlässen Affekte wie Wut oder Trauer nicht beherrscht werden können.
- **Affektstarr:** Hier ist die Verminderung der affektiven Modulationsfähigkeit (affektive Resonanz) gemeint. Die Affizierbarkeit ist das gefühlsmäßige (affektive) Ansprechen eines*r Patienten*in auf Außenreize seiner*ihrer Umwelt. Menschen korrespondieren mit ihren Affekten normalerweise auf Emotionen von Mitmenschen. So wird ein freundliches Lächeln meist ebenso mit einem Lächeln beantwortet. Ist die affektive Resonanz eingeschränkt oder aufgehoben (Affektstarre), ist dies oft ein Zeichen von schwerer Depressivität oder ein Hinweis auf das Vorliegen einer schizophrenen Störung.

4.12 Antriebs- und psychomotorische Störungen

Antriebsstörungen bewirken meist auch eine veränderte Psychomotorik. Veränderungen des Antriebs zeigen sich im Verhalten des*r Patienten*in und betreffen dessen*deren Energie und Aktivität. Veränderungen der Psychomotorik erkennt man an Gang, Haltung, Stimme, Gestik und Mimik eines*r Patienten*in (Beobachtung). Fragen zu Antrieb und Psychomotorik braucht man selten zu stellen, da die Symptome vom*von der Untersucher*in *beobachtet* werden können. Die Symptomatik weist in den meisten Fällen auf einen beträchtlichen Leidenszustand bei einer psychischen oder organischen Störung hin.

- **Antriebsarm/-gehemmt:** Der*die Patient*in ist verlangsamt, gebremst und zeigt durch Mangel an Initiative und Energie wenig Aktivität. Das Vollbild mit völliger Regungslosigkeit wird Stupor genannt.

- **Antriebsgesteigert:** Es kommt zu einer Zunahme an Energie und Initiative mit ungerichteter Aktivität. Der*die Patient*in ist agitiert, hektisch und zeigt unorganisiertes Verhalten.
- **Motorisch unruhig:** Es besteht eine gesteigerte motorische Aktivität. Patient*innen sind ständig in Bewegung, können nicht sitzen bleiben oder bewegen auffallend einzelne Körperteile (z. B. die Hände). Eine Steigerung zum Raptus (Bewegungssturm) ist möglich.
- **Parakinesen:** Hierzu zählt man *Parakinesen* im engeren Sinn (abnorme, komplexe Bewegungen), *Stereotypien* (Bewegungen werden in immer gleicher Form wiederholt), *Befehlsautomatismus* (automatisches Ausführen von Bewegungen, die von den Patient*innen willentlich nicht beabsichtigt sind) und *Negativismus* (Patient*innen führen das Gegenteil von dem aus, was verlangt wird).
- **Manieriert/bizarr:** Handlungen und Bewegungen erscheinen unnatürlich, gekünstelt, affektiert oder stilisiert. Das Benehmen der Patient*innen erscheint auffällig.
- **Theatralisch:** Personen fallen durch einen Hang zur Selbstdarstellung auf und können beispielsweise ihre Beschwerden aggravieren.
- **Mutistisch:** Schweigen oder eine extreme Wortkargheit stehen im Vordergrund, obwohl der*die Betroffene wach ist.
- **Logorrhoisch:** Der*die Patient*in spricht schnell und lässt sich nicht unterbrechen (Rededrang).
- **Katatonie:** Ein Syndrom mit Verhaltens- und körperlichen Auffälligkeiten, die von psychiatrischen, neurologischen oder medizinischen Ursachen herrühren können: Stupor, Ambitendenz, Mutismus, Echolalie, wächserne Biegsamkeit, bizarre Haltungsstereotypien, Katalepsie (eingenommene Körperhaltung wird übermäßig lange beibehalten) und Negativismus.

4.13 Dissoziative Symptome

Bei den für den*die Untersucher*in oft schwer einzuschätzenden dissoziativen Symptomen besteht eine Entkoppelung von psychischen und körperlichen Funktionen, wodurch es zum Verlust der normalen Integration von Erinnerung an die Vergangenheit, Identitätsbewusstsein und körperlichen Funktionen sowie Empfindungen kommt. Der Begriff „Dissoziation“ (= Abspaltung, Entkoppelung) wird sowohl psychopathologisch (deskriptiv) als auch erklärend für innerseelische Vorgänge verwendet. Versteht man den Begriff klinisch-pathologisch, so sind Gedächtnisstörungen, Bewusstseinsstörungen und Störungen der personalen Identität gemeint, die durch ein Versagen der Integration von zentralen psychischen Funktionen bedingt sind. Die typischen Phänomene sind Amnesien, stuporöse Zustandsbilder, Bewegungs- und Sensibilitätsstörungen, Krampfanfälle und in seltenen Fällen auch Identitätsstörungen. Ältere Begriffe sind „Konversionsneurose“ oder „Hysterie“.

- **Dissoziative Amnesie:** Es besteht ein Verlust der Erinnerung an kurz zurückliegende Ereignisse oder Probleme, die belastend oder traumatisch waren oder sind. Die Amnesie (Erinnerungsverlust) betrifft traumatische Ereignisse.
- **Dissoziative Fugue:** Es kommt zu einer spontanen, äußerlich normal organisierten Reise mit eindeutiger Entfernung vom gewohnten Lebensumfeld (lat. *fugare:* fliehen). Währenddessen bleiben die einfache Selbstversorgung (Essen, Waschen) und soziale Interaktionen (beispielsweise der Kauf von Fahrkarten) aufrecht. Der*die Betroffene ist äußerlich geordnet und scheint sich normal zu verhalten. Für die Zeit der Reise besteht ein Erinnerungsverlust.

- **Dissoziativer Stupor:** Der*die Betroffene zeigt eine deutliche Verringerung oder ein komplettes Fehlen der Motorik, der Sprache sowie der normalen Reaktionen auf Licht, Geräusche und Berührung. Muskeltonus, Haltung, Atmung oder gelegentliches Öffnen der Augen verraten, dass der*die Patient*in wach ist.
- **Trance:** Dabei handelt es sich um eine vorübergehende Bewusstseinsänderung mit einem Verlust des Gefühls der persönlichen Identität, einer Einengung des Bewusstseins und der Einschränkung von Bewegungen, Haltungen und verbaler Kommunikation.
- **Dissoziative Bewegungsstörung:** Es kommt zu einem teilweisen oder vollständigen Verlust der Bewegungsfähigkeit eines oder mehrerer Körperglieder. Die Lähmungen können unterschiedliche Formen annehmen, wobei typischerweise die Beine betroffen sind. Zusätzlich können Gangstörungen, Zittern oder Schütteln der Extremitäten bestehen.
- **Dissoziative Krampfanfälle:** Diese mit krampfartigen Bewegungen auftretenden Anfälle sind einem epileptischen Anfall ähnlich. Es kommt aber *nicht* zu einem Bewusstseinsverlust, Zungenbiss, Harninkontinenz oder schweren Verletzungen aufgrund eines Sturzes.
- **Dissoziative Sensibilitäts- und Empfindungsstörungen:** Es kommt zu teilweisem oder vollständigem Verlust von normalen Hautempfindungen an Körperteilen, wie beispielsweise ein Taubheitsgefühl auf der Haut oder Kribbeln (Parästhesien). Zu einem vollständigen Verlust des Gesichtssinnes kann es selten kommen; am häufigsten ist dabei die Sehschärfe betroffen.

4.14 Andere Symptombereiche

Beim psychopathologischen Befund geht es auch um komplexe Symptombereiche sowie Störungen, die in der Gesprächssituation nicht unmittelbar gegenwärtig, für die Gesamtbeurteilung jedoch wichtig sind:

- **Zirkadiane Besonderheiten:** Hiermit sind tageszeitliche Schwankungen gemeint. Dem*Der Patienten*in kann es morgens schlechter (Pessimum) und abends besser gehen. Schwankungen der Befindlichkeit sind bei depressiven Patient*innen typisch.
- **Sozialer Rückzug:** Patient*innen schränken Kontakte zu anderen Personen, wie Freunden oder Verwandten, ein und ziehen sich beispielsweise in ihre Wohnung zurück.
- **Soziale Umtriebigkeit und Aggressivität:** Bei diesen komplexen Verhaltensweisen zeigen die Betroffenen entweder distanzlose oder anklammernde Kontaktvermehrung zu anderen Menschen oder Aggressionstendenzen und -handlungen. In der gegenwärtigen psychiatrischen Nomenklatur fehlen die Aggressionsstörungen. Ähnlich wie bei den Ängsten könnten aber auch Jähzornattacken und eine generalisierte Aggressivität beschrieben werden. Auch die Unterteilung in gerichtete Aggressivität und ungerichtete Aggressivität – wie bei den Ängsten – wäre möglich. Hier könnte auch das Stalking-Verhalten beschrieben werden.
- **Suizidalität:** Unterschieden werden Todeswünsche, Suizidfantasien, Suizidgedanken, konkrete Pläne und Vorbereitungen sowie Suizidversuche in der Vergangenheit (siehe auch S. 78).
- **Selbstbeschädigungen und parasuizidale Handlungen:** Bei selbstschädigendem Verhalten kommt es zu Selbstverletzungen (Schneiden mit Rasierklingen am Unterarm, Anschlagen des Kopfes gegen eine Wand oder Glasscheibe etc.). Dieses bei Patient*innen mit einer Borderline-Persönlichkeitsstörung sehr oft beobachtete

Verhalten dient häufig der Abfuhr von unerträglichen Spannungszuständen und Aggressionen.

- **Krankheitsgefühl und Krankheitseinsicht:** Üblicherweise wird beim psychischen Befund auch die Einstellung des*r Patienten*in zu seiner Krankheit beschrieben, da dies für die weitere Behandlung und Vorgehensweise von Bedeutung ist. Von fehlendem Krankheitsgefühl spricht man, wenn sich beispielsweise ein*e manische*r Patient*in nicht krank fühlt, obwohl er*sie weiß, dass er*sie an einer bipolaren affektiven Störung leidet. Mangelnde Krankheitseinsicht bedeutet, dass der*die Betroffene seine*ihre Symptome und Beschwerden nicht als krankhaft erlebt und daher eine Behandlung ablehnt. Wenn bei schizophrenen Menschen die Krankheitseinsicht fehlt, führt dies nicht selten zu Behandlungsabbrüchen mit baldigen Folgeaufnahmen auf psychiatrischen Akutstationen. Fehlende Krankheitseinsicht bei psychotischen Syndromen kann auch als Hinweis auf eine metakognitive Störung aufgefasst werden.
- **Somatische Auffälligkeiten:** Hierzu zählt man Ein- und Durchschlafstörungen, Verkürzung der Schlafdauer, Früherwachen, Müdigkeit, Appetitveränderungen, sexuelle Störungen sowie funktionelle Störungen im Magen-Darm-Trakt (z. B. Übelkeit, Erbrechen, Obstipation), Herz-Kreislauf-System (z. B. Schwindel, Herzklopfen) und im respiratorischen (z. B. Atembeschwerden) oder urogenitalen System (z. B. Menstruationsbeschwerden).

Tabelle 2: Funktionen und Symptome nach AMDP-System

Funktion/Eigenschaft	Beschriebener Zustand/Symptome
äußere Erscheinung, Verhaltensauffälligkeiten	kooperativ, freundlich, zuvorkommend, adäquat gekleidet
	übertrieben höflich, devot, aggressiv, regressiv, unzugänglich, verschlossen, verwahrlost etc.
Bewusstseinslage	wach, klar
	getrübt, müde, benommen, schläfrig, somnolent, soporös, fluktuierend, komatös
Orientierung	allseits orientiert
	zeitlich, örtlich, situativ und/oder zu Personen desorientiert, lückenhaft orientiert, umorientiert, durcheinander, verwirrt
Aufmerksamkeit, Gedächtnis	unauffällig
	abgelenkt; auffassungs-, konzentrations- oder aufmerksamkeitsgestört; Merkfähigkeitsstörung, Gedächtnisstörung, Amnesie, Konfabulation, Paramnesien
formaler Denkablauf	kohärentes Denken (Ductus), Denkziel wird erreicht
	gehemmt, verlangsamt, gesperrt, umständlich, weitschweifig, eingeengt, perseverierend, ideenflüchtig, sprunghaft, beschleunigt, vorbeiredend, zerfahren, inkohärent, Neologismen, Gedankenabreißen
Befürchtungen und Zwänge	keine
	misstrauisch, hypochondrisch, ängstlich, phobisch, zwanghaft, Zwangsgedanken, Zwangshandlungen

Wahngedanken	keine
	wahngestimmt, Wahnwahrnehmung, Wahneinfall, wahnhaft (Beziehungs-, Verfolgungs-, Eifersuchts-, Verarmungs-, Größen-, Liebeswahn, hypochondrischer Wahn, religiöser Wahn, systematisierter Wahn)
Halluzinationen	keine
	Illusionen, akustische und optische Halluzinationen, Körperhalluzinationen, Geruchs- und Geschmackshalluzinationen, Pseudohalluzinationen
Ich-Bewusstsein	unauffällig
	Derealisation, Depersonalisation, Gedankenausbreitung, Gedankenentzug, Gedankeneingebung
Stimmung, Affektivität	euthym, in beiden Skalenbereichen affizierbar (affektive Resonanz gegeben)
Antrieb und Psychomotorik	adäquat
	antriebsam, antriebsgesteigert, motorisch unruhig, theatralisch, manieriert, grimassierend, steif, hölzern, logorrhoisch, mutistisch, kataton, Parakinesien, Stereotypien, Negativismus
zirkadiane Besonderheiten und andere Bereiche	keine
	morgens schlechter, abends schlechter, abends besser, Ein- und Durchschlafstörungen, Verkürzung der Schlafdauer, Früherwachen
	sozialer Rückzug, soziale Umtriebigkeit, Aggressivität, Suizidalität, Selbstbeschädigung, Mangel an Krankheitsgefühl oder Krankheitseinsicht, Ablehnung
vegetative und somatische Auffälligkeiten	keine
	Müdigkeit, Appetitveränderungen, sexuelle Störungen sowie funktionelle Störungen im Magen-Darm-Trakt (z. B. Übelkeit, Erbrechen, Obstipation), Herz-Kreislauf-System (z. B. Schwindel, Herzklopfen) und im respiratorischen (z. B. Atembeschwerden, Globusgefühl) oder urogenitalen System (z. B. Menstruationsbeschwerden, häufiger Harndrang, Pollakisurie).

Tabelle 3: Status psychicus/psychischer Status als Screeninginstrument durch das ICD-10 (Grauabstufungen geben Symptomrelevanz für die Diagnose an)

Symptombereich	Psychopathologisches Symptom	F0	F1	F2	F3	F4	F5	F6	F7
Bewusstsein	Bewusstseinsstörung								
Orientierung	Verwirrung								
kognitive Systeme	Aufmerksamkeits-, Konzentrationsstörung								
	Störung des Gedankenduktus								
	Auffassungsstörung								
	metakognitive Störung								
	Merkfähigkeitsstörung								
	Gedächtnisstörung								
exekutive Funktion	Inhibitionsstörung								
	Flexibilitätsstörung								
Wahrnehmung und Bewertung	Wahn								
	Halluzination								
Stimmung und Affektregulation	depressives Syndrom								
	manisches Syndrom								
Stressregulationssystem, physiologische Emotionen	Störungen des Antriebs								
	Störungen der Psychomotorik								
	Angstsyndrom								
	Zwangssyndrom								
	Belastungssyndrom								
	dissoziatives Syndrom								
	somatoformes/körperliches Syndrom/Schmerz								
	Abhängigkeitssyndrom								
	Suizidalität								
	Aggressivität								
	Erregungszustand								
psychische Symptome in enger Verbindung mit körperlichen Funktionen	Essstörungen								
	Schlafstörungen								
	andere Biorhythmusstörungen								
	Störungen des Sexualverhaltens								

Die verschiedenen Symptombereiche und ihre zugehörigen psychopathologischen Symptome tragen in unterschiedlicher Gewichtung zu den ICD-10-Diagnosen bei. Die Gewichtung wird durch die Intensität der Färbung der jeweiligen Tabellenfelder dargestellt. Die Tabelle versucht, unter Einbeziehung der traditionellen Psychopathologie und unter Ergänzung wichtiger Symptombereiche, auch die Research Domain Criteria (RDoC) zu berücksichtigen und damit einen Brückenschlag der Psychopathologie zu neurobiologischen Grundlagen zu ermöglichen, bei möglichst guter klinischer Praktikabilität. Der Zusammenhang zwischen Gehirnfunktion und psychischen Phänomenen wird durch die funktionelle Bildgebung zunehmend erforscht. Neue Forschungsbereiche, wie die Konnektomik, versuchen, mit neuen Zugängen die Begriffe auf beiden Ebenen zu verbinden. Ein Konnektom stellt die Gesamtheit aller Verbindungen zwischen den Neuronen eines Nervensystems dar. Gene alleine können nicht erklären, wie ein Konnektom zu dem geworden ist, was es ist, denn hier fließen auch persönliche Lernerfahrungen ein. Damit macht unser Konnektom unsere Individualität aus. Seung (2013) verbindet den Konnektom-Begriff mit dem Ich-Begriff. Die neuronale Aktivität im Konnektom ist als materielle Basis unseres Bewusstseins zu sehen. Konnektopathien – krankhafte Muster neuronaler Konnektivität – könnten psychischen Störungen wie dem Autismus oder der Schizophrenie zugrunde liegen. Die Research Domain Criteria (RDoC) (Cuthbert und Insel, 2013) wurden entwickelt, um psychische Phänomene näher an neurobiologische Begriffe und Erkenntnisse heranzuführen. Ziel ist es, die zugrunde liegenden neuronalen Netzwerke zu verstehen und damit auch die psychopathologischen Begriffe und ihre Abgrenzung besser zu fassen.

Jaspers (1913) sieht als den Gegenstand der Psychopathologie das „wirkliche bewusste psychische Geschehen". Nicht alles seelische Geschehen, sondern nur das pathologische ist Gegenstand der Psychopathologie. Im **Status psychicus** wird über die psychopathologischen Symptome hinaus auch das Vorhandensein unauffälliger psychischer Phänomene dokumentiert: So kann jemand *wach, voll und allseits orientiert, unauffällig im Gedankenduktus, kohärent zum Denkziel kommend, ohne psychotische (produktive) Symptomatik, euthym, mit guter Affizierbarkeit, ohne psychomotorische Auffälligkeiten, mit unauffälligem Antrieb, mit zufriedenstellendem Schlaf, ohne Essstörung, mit zufriedenstellender Sexualität, ohne Angst- und Zwangssymptome, ohne Suizidalität und Aggressivität, ohne Substanzmissbrauch und ohne Traumaanamnese* psychopathologisch unauffällig sein.

Das **Sammeln von Symptomen und die Zusammenstellung zu Syndromen** ist ein wichtiger Aspekt in der Diagnostik. Die **Gesamterfassung des psychopathologischen Zustandsbildes** ist jedoch genauso wichtig und kann nur durch praktische Erfahrung im Feld erworben werden. Checklisten von Syndromen alleine führen immer wieder zu Fehldiagnosen. Die Verbindung von Gesamterfassung und Checkliste ermöglicht eine deutlich bessere Diagnosesicherheit.

Tabelle 4: Klassifikation psychischer Störungen nach ICD-10

F0 – organische/symptomatische psychische Störungen
F1 – substanzinduzierte psychische Störungen
F2 – schizophrene, wahnhafte Störungen
F3 – affektive Störungen
F4 – neurotische und Belastungsstörungen
F5 – Verhaltensauffälligkeiten und körperliche Faktoren
F6 – Persönlichkeits- und Verhaltensstörungen
F7 – Intelligenzminderungen
F8 – Entwicklungsstörungen
F9 – psychische Störungen mit Beginn in Kindheit/Jugend

Tabelle 5: Vorläufige Klassifikation psychischer Störungen im ICD-11: 06 Geistes-, Verhaltens- oder Entwicklungsstörungen:

neurologische Entwicklungsstörungen
Schizophrenie oder andere primäre psychotische Störungen
Katatonie
affektive Störungen
Angst oder angstbedingte Störungen
Zwangsstörungen oder verwandte Störungen
Störungen, die speziell mit Stress verbunden sind
dissoziative Störungen
Ernährungsstörungen oder Essstörungen
Ausscheidungsstörungen
Störungen der körperlichen Belastung oder der körperlichen Erfahrung
Störungen aufgrund von Substanzgebrauch oder Suchtverhalten
Störungen der Impulskontrolle
Störverhalten oder dissoziale Störungen
Persönlichkeitsstörungen und verwandte Merkmale
paraphile Störungen
artifizielle Störungen
neurokognitive Störungen
psychische oder Verhaltensstörungen im Zusammenhang mit Schwangerschaft, Geburt oder Wochenbett
psychologische oder Verhaltensfaktoren, die Störungen oder Krankheiten betreffen, die anderenorts klassifiziert sind
sekundäre psychische oder Verhaltenssyndrome im Zusammenhang mit anderenorts klassifizierten Störungen oder Krankheiten

Tabelle 6: RDoC-Klassifikation (Cuthbert und Insel, 2013)

Negative Wertigkeitsdomäne	**Positive Wertigkeitsdomäne**	**Kognitive Systeme**	**Systeme für soziale Prozesse**	**Arousal/ Modulatorisches System**
Akute Bedrohung („Furcht")	Annäherungsmotivation	Aufmerksamkeit	Zugehörigkeit und Bindung	Arousal
Potenzielle Bedrohung („Angst")	Initiales Ansprechverhalten auf Belohnung	Wahrnehmung	Soziale Kommunikation	Biologische Rhythmen
Anhaltende Bedrohung	Anhaltendes Ansprechverhalten auf Belohnung	Arbeitsgedächtnis	Wahrnehmung und Verständnis des Selbst	Schlaf-Wach-System
Verlust	Belohnungslernen	Deklaratives Gedächtnis	Wahrnehmung und Verständnis anderer	
Frustrative Nichtbelohnung	Gewohnheit	Sprachverhalten		
		Kognitive Kontrolle		

5 Hilfsmittel der Exploration – Psychometrische Instrumente

Zur Unterstützung der Exploration können Hilfsmittel herangezogen werden, sogenannte **psychometrische Instrumente**, die zur „Messung der Psyche" geeignet sind. Sie sollen einerseits *reliabel* sein, das heißt konsistent und wiederholbar, sodass sie auch bei Wiederholung durch andere das Gleiche messen, und andererseits *valide*, das heißt, dass sie auch wirklich das messen, was sie vorgeben zu messen. Meist werden psychometrische Instrumente eingesetzt, um die Validität und Reliabilität der Untersuchung zu verbessern.

In der psychiatrischen Forschung und Klinik werden einerseits *kategoriale Klassifikationen* (z.B. die verschiedenen Diagnosen im ICD-10) und andererseits *dimensionale Messmethoden* (entlang eines Kontinuums, z.B. nach Schweregrad) angewandt, um die verschiedenen Konstrukte zu beschreiben.

Psychometrische Instrumente sind Fragebögen, Checklisten und Interviews. Neben dem **klinischen Interview** (= ein freies klinisches Gespräch mit definierter Zielsetzung und Struktur, das vom*von der Interviewer*in individuell gestaltet wird; der*die Interviewer*in ist quasi das Messinstrument) können das halbstrukturierte Interview bzw. der Interviewleitfaden, das strukturierte Interview und das standardisierte Interview unterschieden werden. Beim standardisierten Interview sind die Fragen vorgegeben, sodass sie auch von Laien durchgeführt werden können. Halbstrukturierte Interviews werden von Fachleuten durchgeführt, die Fragen können bei Notwendigkeit an die jeweilige klinische Situation angepasst werden.

Die Ebenen der Informationsgewinnung sind bei den verschiedenen Erhebungsverfahren unterschiedlich. So ändert sich zum Beispiel die Personenperspektive: Kommt im Interview wie auch bei Checklisten (= Symptome, die der*die Untersucher*in beobachtet und anhand einer vorgegebenen Liste abhakt) neben der 1. Person-Perspektive die 3. Person-Perspektive zum Tragen, so ist bei einem Fragebogen, den der*die Patient*in ausfüllt, hauptsächlich die 1. Person-Perspektive gegeben. Die 2. Person-Perspektive spielt im klinischen Interview eine wichtige zusätzliche Rolle in der Bewertung der klinischen Symptome. Im standardisierten Interview sind die Ebenen der Informationsgewinnung genau festgelegt und der 2. Person-Perspektive (= Information der Bewertung der Beziehung) kommt praktisch keine Rolle mehr für die Informationsgewinnung zu.

- **Fragebögen** (Tabelle 7, S. 45)
  Fragebögen können als Selbstausfüller (z.B. in der Wartezeit) oder mit dem*der Patienten*in gemeinsam ausgefüllt werden. Als Selbstausfüller geben sie die Sicht des*r Patienten*in wieder (1. Person-Perspektive).
- **Checklisten**
  Aufzählung von Symptomen, die der*die Untersucher*in abhakt. Hier versucht der*die Untersucher*in, objektivierbare Symptome nach einem vorgegebenen Katalog abzuarbeiten (3. Person-Perspektive).
- **Interviews** (Tabelle 8, S. 46)
  Bei den Interviews werden **halbstrukturierte Interviews/Interviewleitfäden** und **strukturierte Interviews** für Fachleute (mit Fragenvorschlägen zu Zielsymptomen) und **standardisierte Interviews** für Laien (mit vorgegebenen/standardisierten Fragen) unterschieden.
  Die strukturierten Interviews haben im klinischen Setting, in Forschung und Gutachten ihren Platz gefunden, wobei Fragen, Reihenfolge und Antwortkategorien

im Wesentlichen festgelegt sind. Standardisierte Interviews/Laieninterviews lassen dem*r Untersucher*in keinen Spielraum und sind vor allem für Screenings oder epidemiologische Untersuchungen geeignet.
Abhängig von der Zielvorstellung können die verschiedenen Interviews eingesetzt werden. Es gibt Interviews über weite Diagnosebereiche (z. B. SKID: Strukturiertes Klinisches Interview für DSM-IV) und Interviews für bestimmte Diagnosekategorien (SIS: Strukturiertes Interview für Schlafstörungen).

- **CIPS-Skalen** (Collegium Internationale Psychiatriae Scalarum) bezeichnen eine Sammlung von Fragebögen, die für die psychiatrische Untersuchung geeignet sind und immer wieder aktualisiert werden.
- Das **AMDP-System** (siehe auch S. 36) von der Arbeitsgemeinschaft für Dokumentation in der Psychiatrie ist ein Manual zur Dokumentation psychiatrischer Befunde und wird von einer Arbeitsgemeinschaft ständig weiterentwickelt. Es dient der Erfassung des psychopathologischen Befundes für Fachleute.

Die Verwendung der psychometrischen Instrumente im klinischen Alltag bietet eine Reihe von Vorteilen. Die Auswahl der Instrumente muss jedoch wohlüberlegt sein und benötigt eine entsprechende Expertise, um sie auch sinnvoll und kosteneffektiv einsetzen zu können. Die Interpretation der Messergebnisse muss vor dem Hintergrund klinischer, sozialer und kultureller Faktoren erfolgen, um überhaupt eine Interpretation der Ergebnisse zu ermöglichen.

Kurzbeschreibung einiger wichtiger Fragebögen und Interviews

(siehe auch Tabelle 7)

MMSE – Mini-Mental State Examination:

Die MMSE dient der Erfassung der kognitiven Beeinträchtigung bei Demenzen. Ab einem Score zwischen 24 und 27 kann damit eine Demenz gut diagnostiziert werden. Je niedriger der Score, desto schwerer die Demenz.

ASI – Addiction Severity Index:

Der ASI ist ein semistrukturiertes Interview, das im Bereich der Suchttherapie verbreitet ist. Das Interview umfasst 200 Fragen zu verschiedenen Bereichen (medizinischer Status, Arbeit und soziale Unterstützung, Drogengebrauch, Alkoholgebrauch, psychiatrischer Status etc.).

BPRS – Brief Psychiatric Rating Scale:

Die BPRS ist ein Fremdrating, wird vom*von der Kliniker*in ausgefüllt und wurde für hospitalisierte Patient*innen mit Psychosen entwickelt. Die BPRS ist veränderungssensibel und kann daher einen Therapieerfolg abbilden.

PANSS – Positiv- und Negativ-Syndrom-Skala:

Die PANSS dient der Erfassung des Schweregrades der Psychopathologie bei Psychosen. Die PANSS ist eine Erweiterung der BPRS.

BDI-I – Beck-Depressions-Inventar I:

Das BDI-I dient der Erfassung des Schweregrades der depressiven Symptomatik. Der Fragebogen ist ein Selbstrating. Über einem Wert von 19 wird die depressive Symptomatik klinisch relevant.

HAMD – Hamilton Depression Scale:
Die HAMD ist ein Fremdrating und wird vom*von der Kliniker*in ausgefüllt. Die HAMD dient der Erfassung des Schweregrades der depressiven Symptomatik.

BDI und HAMD sind die meistverbreiteten Skalen, um das Ausmaß einer depressiven Symptomatik festzustellen.

YMRS – Young Mania Rating Scale:
Die YMRS wurde entwickelt, um den Schweregrad der Manie zu quantifizieren.

HARS – Hamilton Anxiety Rating Scale:
Die HARS ist ein Fremdrating, das vom*von der Kliniker*in ausgefüllt wird. Die 14 Fragen beziehen sich auf kognitive und somatische Angstsymptome.

BAI – Beck-Angst-Inventar:
Das BAI ist ein Selbstrating mit 21 Fragen, das auf die spezifische Angstsymptomatik abzielt.

STAI – State-Trait-Angstinventar:
Das STAI dient der Erfassung der Angstsymptomatik. Eine State- und eine Trait-Version werden unterschieden, mit denen die allgemeine Ängstlichkeit und die aktuelle Angst gemessen werden können.

Es gibt auch Fragebögen, die die depressive Symptomatik und die Angstsymptomatik gemeinsam erfassen, wie zum Beispiel die **HADS – Hospital Anxiety and Depression Scale**.

LSAS – Liebowitz-Soziale-Angst-Skala:
Die LSAS ist ein semistrukturiertes Interview für den*die Kliniker*in mit 24 Items und wurde für die Erfassung der Sozialphobie entwickelt.

Y-BOCS – Yale-Brown Obsessive Compulsive Scale:
Die Y-BOCS dient der Erfassung des Schweregrades der Zwangssymptomatik bei Zwangsstörungen. Es gibt zwei Subskalen, eine für Zwangsgedanken und eine für Zwangshandlungen, mit jeweils fünf Items. Zusätzlich kann die 64 Items umfassende Checkliste zum Inhalt der Zwangssymptomatik verwendet werden.

PI – Padua-Zwangsinventar:
Das PI ist ein Selbstrating mit bis zu 60 Fragen, je nach Version, das zur Erhebung der Zwangssymptomatik bei Zwangsstörungen entwickelt wurde.

IES – Impact of Event Scale:
Die IES wurde ursprünglich für die Erfassung von psychischen Auswirkungen spezifischer Traumata entwickelt und wird heute zur Erfassung von PTBS (Posttraumatische Belastungsstörung)-Symptomen verwendet.

WI – Whiteley Index:
Der WI dient der Erfassung hypochondrischer Symptome und umfasst 14 Fragen. Über einem Wert von 7 sind die hypochondrischen Symptome klinisch relevant.

SDS – Somatoform Disorder Schedule:
Der SDS wurde zur Erfassung von somatoformen Symptomen in verschiedenen Kul-

turbereichen für epidemiologische Untersuchungen entwickelt und basiert auf ICD-10-Kriterien.

MPQ – McGill Pain Questionnaire:
Der MPQ erfasst verschiedene quantitative und qualitative Aspekte des Schmerzerlebens.

VAS – Visuelle Analogskala:
Die VAS ist eine einfache Linie zwischen 0 und 10, auf der z. B. die Schmerzintensität aufgezeichnet wird.

EDI-3 – Eating Disorder Inventory-3:
Das EDI wurde zur Erfassung der Essstörungssymptomatik entwickelt.

EDE – Eating Disorder Examination:
Die EDE ist ein semistrukturiertes Interview zur Erfassung der Essstörungssymptomatik.

PSQI – Pittsburgh Sleep Quality Index:
Der PSQI wurde zur Erfassung der Schlafqualität entwickelt, vor allem für Patient*innen mit Insomnie.

ESS – Epworth-Schläfrigkeitsskala:
Die ESS wurde entwickelt, um die Schläfrigkeit während des Tages zu erfassen, vor allem beim Schlafapnoesyndrom und bei Narkolepsie.

IRLS – International Restless Legs Syndrome Study Group Scale:
Die IRLS ist ein Selbstratinginstrument, das den Schweregrad der Restless-Legs-Symptomatik erfasst.

DSFI – Derogatis Sexual Functioning Inventory:
Das DSFI ist ein Selbstrating zur Erfassung des aktuellen Sexuallebens und umfasst 254 Fragen.

BIS-11 – Barratt-Impulsivitätsskala:
Die BIS-11 wurde zur Erfassung der Impulsivität entwickelt und ist ein Selbstratinginstrument.

MMPI-2 PD – Minnesota Multiphasic Personality Inventory:
Das MMPI-2 PD umfasst 567 Items und wurde zur Erfassung der Symptomatik bei DSM-IV-Persönlichkeitsstörungen entwickelt.

PCL-R – Hare Psychopathie-Checkliste – revised:
Die PCL-R wurde zur Erfassung der Psychopathie bei männlichen Straftätern entwickelt und umfasst 20 Items.

Es gibt eine Reihe von Fragebögen, die vom*von der Patienten*in selbst ausgefüllt werden und die einen *allgemeinen Überblick über die Psychopathologie* geben (Tabelle 7: Allgemeine Psychopathologie). Das *Funktionsniveau und die Beeinträchtigung* kann ebenfalls mittels Skalen erfasst werden (Tabelle 7: Psychosoziales Funktionsniveau und Beeinträchtigung). Zu einem wichtigen Faktor in der Beurteilung des Therapieerfolges hat sich die Erhebung der *Lebensqualität* entwickelt. Auch dazu gibt es eine Reihe von entsprechenden Messinstrumenten (Tabelle 7: Lebensqualität).

Tabelle 7: Diagnosespezifische und diagnoseübergreifende psychometrische Instrumente

Diagnosebereich	**Fragebogen**	
F0: Demenz	MMSE	Mini-Mental State Examination
F1: Abhängigkeit	ASI	Addiction Severity Index
F2: Psychose	BPRS PANSS	Brief Psychiatric Rating Scale Positiv- und Negativ-Syndrom-Skala
F3: Depression	BDI HAMD	Beck-Depressions-Inventar Hamilton Rating Scale for Depression
F4: Manie	YMRS	Young Mania Rating Scale
F4: Angst	HARS BAI STAI	Hamilton Anxiety Rating Scale Beck-Angst-Inventar State-Trait-Angstinventar
F4: Sozialphobie	LSAS	Liebowitz-Soziale-Angst-Skala
F4: Zwang	Y-BOCS PI	Yale-Brown Obsessive Compulsive Scale Padua-Zwangsinventar
F4: Posttraumatische Belastungsstörung	IES	Impact of Event Scale
F4: Somatoforme Symptome	WI SDS MPQ VAS	Whiteley Index Somatoform Disorder Schedule McGill Pain Questionnaire Visuelle Analogskala
F5: Essstörungen	EDI-3 EDE	Eating Disorder Inventory-3 Eating Disorder Examination
F5: Schlafstörungen	PSQI ESS IRLS	Pittsburgh Sleep Quality Index Epworth-Schläfrigkeitsskala International Restless Legs Syndrome Study Group Scale
F5: Sexuelle Funktionsstörungen	DSFI	Derogatis Sexual Functioning Inventory
F6: Impulskontroll-störungen	BIS-11	Barratt-Impulsivitätsskala
F6: Persönlichkeits-störungen	MMPI-2 PD PCL-R	Minnesota Multiphasic Personality Inventory Hare Psychopathie-Checkliste – revised
Allgemeine Psycho-pathologie	SCL-90-R BSI MHI GHQ	Symptom-Checkliste-90 – revised Brief Symptom Inventory Mental Health Inventory General Health Questionnaire
Psychosoziales Funktionsniveau und Beeinträchtigung	GAF SDS	Global Assessment of Functioning Scale, entspricht der Achse V des DSM Sheehan Disability Scale, erhebt die Beeinträchtigung im Bereich der Arbeit, des Haushalts und im sozialen Bereich
Lebensqualität	WHOQOL-100/ -BREF	Lebensqualitätsfragebogen der WHO mit 100 bzw. 26 Fragen

Tabelle 8: Interviews zur Erfassung der psychiatrischen Diagnosen

Abkürzung	Interview
SKID-I	Strukturiertes Klinisches Interview – I für DSM-IV; strukturiertes klinisches Interview für psychiatrische Störungen nach DSM-IV auf Achse 1
SKID-II	Strukturiertes Klinisches Interview für DSM-IV, Achse 2
CIDI	Composite International Diagnostic Interview; zur Erfassung psychiatrischer Störungen nach ICD-10 und DSM-IV
SCAN	Schedules for Clinical Assessment in Neuropsychiatry; erfasst ein breites Spektrum an psychiatrischen Störungen und inkludiert auch DSM-IV und ICD-10-Diagnosekriterien
DIS-IV	Diagnostic Interview Schedule – IV; zur Erfassung psychiatrischer Diagnosen nach DSM-IV
MINI	Mini International Neuropsychiatric Interview; zur Erfassung psychiatrischer Störungen nach ICD-10 und DSM-IV

In diesem Band wird zur schnellen Erfassung und zur Strukturierung einer psychiatrischen Exploration besonderer Wert auf die Syndromebene gelegt. Die Einteilung erfolgt in 19 klinisch häufig vorkommende Syndrome bzw. komplexe Erlebens- und Verhaltensbereiche.

Die 5. Ausgabe des DSM (DSM-5) liegt auf Deutsch bereits seit 2015 vor. In Tabelle 9 werden die diagnostischen Einheiten aufgelistet. Im Vergleich zum DSM-IV gibt es einen fundamentalen Unterschied in Bezug auf das Einteilungsprinzip, ähnlich wie zwischen ICD-10 und ICD-11. Das DSM-5 beinhaltet z. B. zwei Kapitel zu den Persönlichkeitsstörungen, wobei ein Kapitel vom DSM-IV übernommen wurde und das zweite mehr auf Funktionen abzielt.

Tabelle 9: DSM-5 Diagnostische Einteilung

Störungen der neuronalen und mentalen Entwicklung
Schizophrenie-Spektrum und andere psychotische Störungen
bipolare und verwandte Störungen
depressive Störungen
Angststörungen
Zwangsstörung und verwandte Störungen
Trauma- und belastungsbezogene Störungen
dissoziative Störungen
somatische Belastungsstörung und verwandte Störungen
Fütter- und Essstörungen
Ausscheidungsstörungen
Schlaf-Wach-Störungen
sexuelle Funktionsstörungen
Geschlechtsdysphorie
disruptive, Impulskontroll- und Sozialverhaltensstörungen
Störungen im Zusammenhang mit psychotropen Substanzen und abhängigen Verhaltensweisen
neurokognitive Störungen (NCD)
Persönlichkeitsstörungen
paraphile Störungen
andere psychische Störungen
medikamenteninduzierte Bewegungsstörungen und andere unerwünschte Medikamentenwirkungen
andere klinisch relevante Probleme
alternatives DSM-5-Modell für Persönlichkeitsstörungen
klinische Erscheinungsbilder mit weiterem Forschungsbedarf

II. Spezieller Teil

1 Bewusstseinsveränderung/Delir

i

Einleitung/Symptome

Bewusstsein umfasst alle psychischen Funktionen im Zustand der Wachheit. Quantitative Bewusstseinsstörungen beschreiben Veränderungen der Luzidität, von der Benommenheit bis hin zum Koma. Hingegen versteht man unter qualitativer Bewusstseinsstörung eine Bewusstseinstrübung, -einengung oder -verschiebung.

Der Begriff „Delir" bezeichnet alle akuten organischen psychischen Störungen, die mit einer Bewusstseins- und Aufmerksamkeitsstörung sowie einer globalen Beeinträchtigung der Kognition einhergehen.

- **Quantitative Bewusstseinsstörungen:**
  - **Benommenheit:** ein Zustand der getrübten Wachheit, wobei der*die Patient*in verlangsamt, müde und in seiner*ihrer Aufnahmefähigkeit eingeschränkt erscheint.
  - **Somnolenz:** Der*die Patient*in ist schläfrig, kann aber leicht geweckt werden.
  - **Sopor:** Nur starke Reize, wie kräftiges Zwicken oder laute Zurufe, können den*die Patienten*in wecken.
  - **Koma:** Der*die Patient*in ist bewusstlos, nicht weckbar und hat eine reduzierte Reflextätigkeit.
- **Qualitative Bewusstseinsstörungen:**
  - **Bewusstseinstrübung:** Die Fähigkeit, Aspekte des Erlebens, der eigenen Person und ihrer Umgebung zu verstehen und sinnvoll zu koordinieren, fehlt.
  - **Bewusstseinseinengung:** Der Umfang des Bewusstseins ist eingeengt und reduziert sich z. B. auf das innere Erleben, obwohl der*die Patient*in wach ist.
  - **Bewusstseinsverschiebung:** Es kommt zu einer subjektiven Erweiterung des Bewusstseins mit einer Steigerung der Wachheit. Der*die Patient*in hat eine intensive Wahrnehmung von Raum und Zeit.
- **Delir:**
  - Störung des Bewusstseins und der Aufmerksamkeit
  - globale Störung der Kognition, Wahrnehmungsstörungen, Beeinträchtigung des abstrakten Denkens und des Kurzzeitgedächtnisses, zeitliche Desorientierung; in schweren Fällen auch Desorientierung bezüglich Ort und Person
  - psychomotorische Unruhe
  - Störung des Schlaf-Wach-Rhythmus, affektive Syndrome, wie Depression, Angst, Reizbarkeit, Euphorie oder Apathie

?

Vorschläge für Fragen

- Konkrete Fragen sind nicht zu stellen. Zu überprüfen ist, ob der*die Patient*in generell auf Fragen verbal reagiert.
- Lautes Zurufen (Anschreien) und das Setzen von Schmerzreizen (z. B. Zwicken) kann zur Beurteilung der Bewusstseinslage sinnvoll sein.
- Beim Delir kann auch die Orientierung geprüft werden (siehe Kapitel „Kognitive Störung/Demenzielles Syndrom", S. 52).

Beobachtung/ äußere Erscheinung

Somnolenz

- Schläfrigkeit
- verzögerte Antworten
- kurzfristiges Blinzeln
- vertiefte Atmung

Koma

- fehlende Reaktion auf Ansprache
- spontane Bewegungen fehlen
- Schmerzreize (z. B. beim Zwicken) fehlen

Delir

- motorische Unruhe
- Schwitzen
- Zittern
- Nesteln und Umherwandern
- Greifen nach fiktiven Objekten (optische Halluzinationen, z. B. weiße Mäuse)

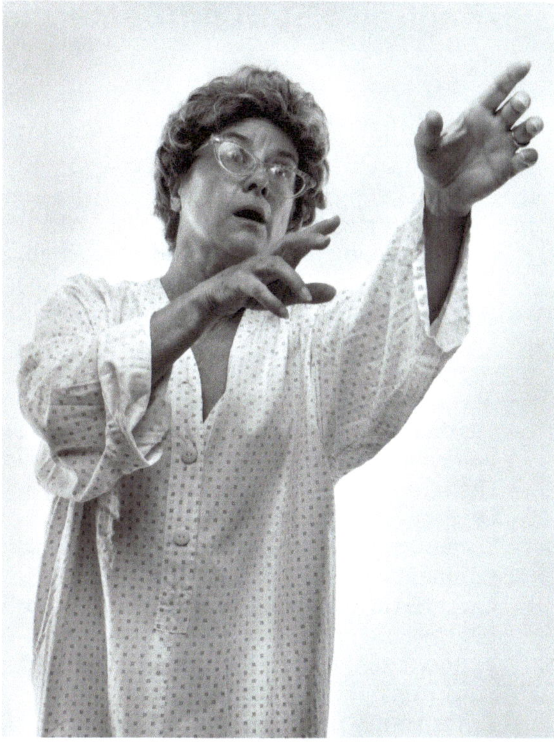

Zusatzuntersuchungen/Maßnahmen

Bewusstseinsstörungen und das Delir sind medizinische Notfälle und erfordern eine sofortige Klinikeinweisung. Komplette somatische Durchuntersuchung (u. a. Labor, CCT, EKG, Blutdruck), unter Umständen auch gegen den Willen des*r Patienten*in, Abschätzen der Selbst- oder Fremdgefährdung bzw. des Realitätsverlustes sind obligat.

Vorkommen/Differenzialdiagnose

- **Quantitative Bewusstseinsstörungen:**
  Benommenheit kommt u. a. bei Müdigkeit, Fieber, Erschöpfung oder nach Einnahme von psychotropen Substanzen (Alkohol, Opiate, Medikamente etc.) vor. Somnolenz und ein soporöses Zustandsbild können bei schwereren Intoxikationen, Stoffwechselstörungen (z. B. Hypoglykämien), nach epileptischen Anfällen (postiktal) oder zerebralen Prozessen bestehen. Koma ist ein medizinischer Notfall und Ausdruck einer schweren Hirnschädigung.
- **Qualitative Bewusstseinsstörungen:**
  Vorkommen bei Hypnose, nach Traumen, bei dissoziativen Störungen, unter Einfluss von Halluzinogenen oder affektiven und schizophrenen Störungen.
- **Delir:**
  Häufig bei Abhängigkeitssyndromen (v. a. Medikamente, Alkohol (F10.4)) im Rahmen von Überdosierung, Intoxikationen oder Entzugssyndromen. Weiters bei einer Vielzahl von somatischen Erkrankungen, wie Infektionen, Stoffwechselstörungen, Entzündungen des Zentralnervensystems (Meningitis, Enzephalitis) (F05.0), oder bei Demenzen (F05.1).

2 Kognitive Störung/Demenzielles Syndrom

i

Einleitung/Symptome

Kognitive Störungen umfassen als Leitsymptom Orientierungsstörungen, Störungen der Auffassung, der Aufmerksamkeit, der Konzentration sowie Merkfähigkeits- und Gedächtnisstörungen.

Von einem **demenziellen Syndrom** (Demenz nach ICD-10) spricht man, wenn über einen längeren Zeitraum (mindestens sechs Monate) eine Abnahme der Gedächtnisleistung, der kognitiven Fähigkeiten (Intelligenz) und eine Verminderung der Affektkontrolle besteht.

- **Orientierungsstörungen:**
  - **Zeitliche Orientierungsstörung:** Störung des Zeitgefühls, wobei der*die Patient*in Tageszeit, Datum, Tag, Monat oder Jahreszeit nicht weiß.
  - **Örtliche Orientierungsstörung:** Der*die Betroffene kann nicht angeben, wo er*sie sich gerade befindet.
  - **Situative Orientierungsstörung:** Die Situation wird in ihrem Bedeutungszusammenhang nicht erfasst.
  - **Orientierungsstörung zur eigenen Person:** Verlust der Fähigkeit, wichtige lebensgeschichtliche Ereignisse zu benennen oder präsent zu haben, wie Beruf, Partnerschaft, eigenes Geburtsdatum oder den eigenen Namen.
- **Auffassungs- und Gedächtnisstörungen:**
  - **Auffassungs- und Konzentrationsstörung:** Der Sinn des Gesagten kann nicht erfasst werden bzw. die Fähigkeit, die Aufmerksamkeit einem Thema zuzuwenden, ist vermindert.
  - **Merkfähigkeitsstörung:** Die Fähigkeit, sich frische Eindrücke über einen kurzen Zeitraum (zehn Minuten) zu merken, ist verloren gegangen.
  - **Gedächtnisstörungen:** Die Fähigkeit, länger zurückliegende Ereignisse, Eindrücke oder Erfahrungen zu erinnern, ist herabgesetzt oder aufgehoben (Altgedächtnis).
  - **Amnesien** sind umschriebene (zeitlich begrenzte) Gedächtnislücken, **Paramnesien** bezeichnen Erinnerungsfälschungen.

?

Vorschläge für Fragen

- Welche Tageszeit haben wir jetzt? Welchen Wochentag? Welche Jahreszeit? Welches Jahr? (zeitliche Orientierung)
- Wo sind wir hier? In welcher Stadt befinden Sie sich? (örtliche Orientierung)
- Warum sind Sie hier? Was machen wir hier? (situative Orientierung)
- Wie heißen Sie? Wann sind Sie geboren? Wie alt sind Sie? Wo wohnen Sie? (Orientierung zur Person)
- Bitte merken Sie sich drei Worte (Auto, Blume, Kerze), ich werde Sie in fünf Minuten wieder danach fragen. (Merkfähigkeit)
- Wo sind Sie zur Schule gegangen? (Altgedächtnis)
- Ziehen Sie von 100 immer 7 ab (100, 93, 86, 79 …).
- Finden Sie einen Oberbegriff, z. B. für Apfel, Birne und Banane. (kognitive Fähigkeiten/Intelligenz)
- Was ist der Unterschied zwischen Fluss und See, Zwerg und Kind? (Auffassungsvermögen, Abstraktionsvermögen)

Beobachtung/ äußere Erscheinung

- Ratlosigkeit, Ängstlichkeit und Hilflosigkeit
- Teilnahmslosigkeit, Apathie
- Unruhe oder Reizbarkeit
- *Verhaltensstörungen* mit Agitation, Schreien, ständigem Räumen von Gegenständen oder Umherwandern
- Vernachlässigung der persönlichen Pflege und Hygiene
- unvollständige bzw. inkorrekte Bekleidung
- Sprech- und Sprachstörungen, wie reduzierte Sprache, Mutismus, Echolalie, Stereotypien oder Perseverationen
- neurologische Zeichen, wie primitive Reflexe, periorales Grimassieren, Schmatzen etc.

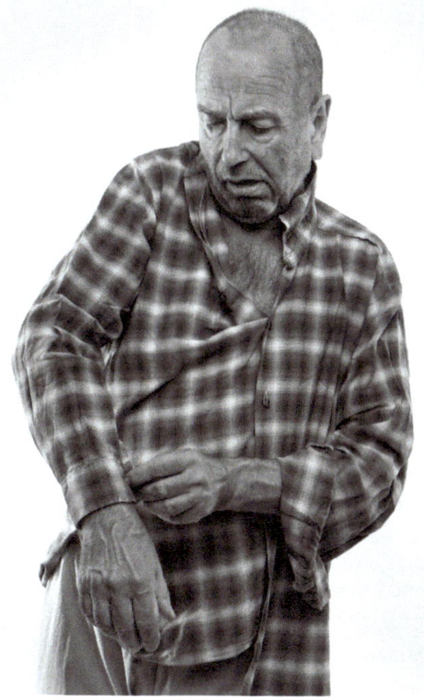

Zusatzuntersuchungen/Maßnahmen

Somatische Durchuntersuchung (v. a. Labor, CCT, EKG, Blutdruck), unter Umständen auch weiterführende Untersuchungen wie EEG oder bildgebende Verfahren (MRT, PET). Ausführlicher psychischer Status, Außenanamnese, neuropsychologische Untersuchungen und psychologische Leistungstests.

Vorkommen/Differenzialdiagnose

- **Orientierungsstörungen:**
  Vorkommen meist bei organischen Störungen, wie akuter Hirnfunktionsstörung (Delir) (F05), bei allen Formen der Demenz (F00–F03) oder nach Einnahme von psychotropen Substanzen (Alkohol, Drogen, Medikamente) (F1). Selten auch bei psychischen Störungen, wie dissoziativen Störungen (F44), bei der akuten und posttraumatischen Belastungsstörung (F43.1) oder während einer Panikattacke.
- **Aufmerksamkeits- und Gedächtnisstörungen:**
  Vorkommen bei Intelligenzminderung (F7), bei allen organischen psychischen Störungen (F0), wie bei Demenzen (F00–F03), nach Schädel-Hirn-Traumen, nach langjährigem Alkohol-, Drogen- oder Medikamentenkonsum, nach Gehirnentzündungen (Enzephalitis, Meningitis) etc. Subjektiv bestehen Gedächtnis- oder Konzentrationsstörungen auch bei depressiven Störungen (Pseudodemenz).
  Amnesien und Paramnesien können auch bei psychischen Störungen (posttraumatische Belastungsstörung, dissoziative Störungen etc.), unter starkem Stress oder bei der Hypnose vorkommen.

3 Denk- und Ich-Störungen

i

Einleitung/Symptome

Formale Denkstörungen sind Beeinträchtigungen des Denkablaufs, die sich in der Sprache des Betroffenen zeigen. Das Denken kann durch Verlangsamung oder Beschleunigung verändert oder die Denkinhalte können in ihrem Zusammenhang gestört sein. Der Begriff „inhaltliche Denkstörungen" wird in älteren Publikationen u. a. für Wahnideen verwendet.

Ich-Störungen sind qualitative Störungen des Bewusstseins. Wegen ihrer nosologischen Nähe zu den formalen Denkstörungen werden sie aber an dieser Stelle besprochen.

- **Formale Denkstörungen:** Störungen des Gedankenablaufs können nur in der sprachlichen Äußerung des*r Patienten*in beobachtet werden. Hierzu zählt man:
  - *Denkhemmung, Denkverlangsamung*
  - *Umständliches Denken:* weitschweifige Ausdrucksweise
  - *Eingeengtes Denken:* das Denken kreist ausschließlich um ein Thema
  - *Perseverationen:* Gedankenkreisen mit wiederholten Sprachäußerungen
  - *Ideenflucht:* Fülle von Einfällen, die nicht zu Ende gedacht werden können
  - *Vorbeireden:* Patient*in geht nicht auf Fragen ein
  - *Sperrungen, Gedankenabreißen:* plötzliches Abbrechen von Gedanken, was als plötzliches Stocken der Sprache auffällt
  - *Zerfahrenheit, Inkohärenz:* Denken und Sprache zeigen keine Zusammenhänge, sind unverständlich, durcheinander oder einzelne Satzteile sind zerrissen
  - *Neologismen:* Wortneubildungen oder ungewöhnlicher Gebrauch von Wörtern
- **Ich-Störungen:** Die Grenze zwischen der eigenen Person und der Umwelt wird hier gestört oder verändert wahrgenommen.
  - *Depersonalisation:* Patient*in erlebt sich als Person verändert oder fremd
  - *Derealisation:* Umwelt wird als fremd erlebt
  - *Gedankenausbreitung, Gedankenentzug* und *Gedankeneingebung:* Der*die Betroffene hat das Gefühl, dass andere an seinen*ihren Gedanken teilhaben, dass ihm*ihr Gedanken entzogen werden, oder es besteht der Eindruck, dass die Gedanken nicht von einem selbst stammen, sondern von außen eingegeben oder gelenkt sind.

?

Vorschläge für Fragen

- Können Sie klar denken oder ist Ihr Denken irgendwie beeinträchtigt?
- Wie ist Ihre Konzentration?
- Kommt es vor, dass Ihre Gedanken plötzlich abreißen oder durcheinandergeraten?
- Laufen Ihre Gedanken schneller ab als gewöhnlich?
- Kommt es vor, dass Sie immer die gleichen Gedanken haben?
- Empfinden Sie sich oder Ihre Umwelt als verändert?
- Hat sich die Grenze zwischen Ihnen und der Außenwelt verschoben?
- Haben Sie das Gefühl, dass Ihre Gedanken sich ausbreiten oder von anderen Menschen gemacht werden?

Beobachtung/ äußere Erscheinung

- Denkstörungen lassen sich durch sprachlichen Ausdruck, wie Sprechen oder Schrift, beurteilen
- unkonzentrierter, angespannter oder ängstlicher Gesichtsausdruck
- fehlender Blickkontakt
- eigenbrötlerisches oder autistisches Auftreten
- erschwerte Kommunikation sowohl für Patient*innen als auch für Untersucher*innen
- desorganisiertes äußeres Erscheinungsbild bis hin zur Verwahrlosung

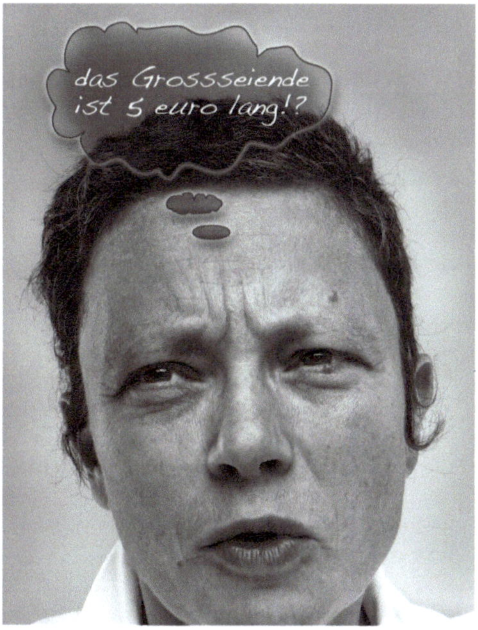

Zusatzuntersuchungen/Maßnahmen

Ausführliche psychiatrische Exploration und körperliche Untersuchung. Fremdanamnese, Abschätzen der Selbst- oder Fremdgefährdung. Erfragen von Alkohol-, Drogen- und Medikamentenmissbrauch.

Vorkommen/Differenzialdiagnose

- **Denkverlangsamungen und Denkhemmung:**
  bei Müdigkeit, bei Stress, bei akuten Belastungsreaktionen (F43.0), bei depressiven Störungen (F32, F33, F34.1, F31.3–5), bei Demenzen (F00–F03), nach Einnahme von dämpfenden Medikamenten, nach Drogen- und Alkoholkonsum und bei körperlichen Erkrankungen
- **Eingeengtes und umständliches Denken:**
  oft bei depressiven Störungen (F32, F33, F34.1, F31.3–5), bei Demenzen (F00–F03), bei der Zwangsstörung (F42) oder manchen schizophrenen Störungen (F2) zu beobachten
- **Ideenflucht und Vorbeireden:**
  bei der Manie (F30, F31.0–2), bei der schizoaffektiven Störung (F25) und gelegentlich auch bei der Schizophrenie (F20)
- **Sperrungen, Gedankenabreißen, Inkohärenz, Neologismen, Gedankenentzug und Gedankenausbreitung:**
  typische Symptome bei der Schizophrenie (F20) und der schizoaffektiven Störung (F25)
- **Depersonalisation und Derealisation:**
  bei starker Müdigkeit, bei Meditation, bei dissoziativen Störungen (F44), nach Belastungsreaktionen (todesnahe Erfahrung, posttraumatische Belastungsstörung) (F43), während Panikattacken und bei bestimmten Drogen wie Halluzinogenen

4 Wahnhaftes Syndrom

i

Einleitung/Symptome

Leitsymptome des Wahns sind krasse, krankhaft verfälschte Gedanken, Vorstellungen oder Meinungen, an denen unkorrigierbar und mit absoluter Gewissheit festgehalten wird. Die Fehlbeurteilungen stehen im Widerspruch zur Wirklichkeit und Überzeugung der meisten Mitmenschen und stellen eine Privatwirklichkeit für den*die Betroffene*n dar.

- **Wahnentstehung, Struktur und Dynamik des Wahns:** Beurteilt werden die Entstehungsart eines Wahns (Wahneinfall), die Aufbauelemente (z. B. Interpretation von normalen oder von abnormen Wahrnehmungen, wie z. B. akustischen Halluzinationen), die Wahnstruktur (unstrukturiert/strukturiert, logisch/paralogisch) und die Dynamik des Wahns. Ein Wahn kann in ein Gedankensystem des*r Kranken eingebettet sein (systematisierter Wahn), er kann aber auch für sich alleine stehen (polarisierter Wahn), für den*die Untersucher*in kaum bemerkbar sein, da er im Hintergrund des Erlebens steht (Wahn in Juxtaposition), oder der*die Patient*in ist völlig in seiner*ihrer Wahnwelt versunken (autistischer Wahn).
- **Wahnthemen:** Fast alle Themen, die Menschen gefühlsmäßig beschäftigen, können Inhalt eines Wahns werden. *Bizarre* Wahnthemen entsprechen nicht mehr den Gesetzen des logischen Denkens und sind für schizophrene Störungen typisch.
  Häufige Themen sind:
  - *Verfolgungs- und Beeinträchtigungswahn*
  - *Beziehungswahn:* Ereignisse werden auf sich bezogen
  - *Eifersuchtswahn:* Überzeugung, dass man vom*von der Partner*in betrogen wird
  - *Schuldwahn:* Überzeugung, Schuld auf sich geladen zu haben
  - *Verarmungswahn:* Wahn, zu wenig Geld für den Lebensunterhalt zu haben
  - *Hypochondrischer Wahn:* Überzeugung, eine Krankheit zu haben
  - *Größenwahn:* Überzeugung, besondere Fähigkeiten zu haben
  - *Liebeswahn:* Wahn, von jemandem geliebt zu werden
  - *Religiöser Wahn:* unangemessene Überzeugung, in Verbindung zu Gott zu stehen
- **Affektiver Bezug:** Entspricht der Inhalt des Wahns der Stimmung des*r Patienten*in (wie beispielsweise ein Schuldwahn bei der depressiven Störung), spricht man von einem *synthymen* Wahn und grenzt diesen vom *parathymen* Wahn ab, der nicht zum Affekt passt bzw. affektiv neutrale Gedanken enthält.
- **Überwertige Ideen:** Im Gegensatz zu den Erlebnisinhalten des Wahns sind überwertige Ideen nicht absolut unkorrigierbar.

?

Vorschläge für Fragen

- Sind in letzter Zeit Sachen passiert, die Sie sich nicht erklären können oder die Ihnen eigenartig vorkommen?
- Werden Sie von jemandem verfolgt oder beeinträchtigt?
- Sind Sie sich selbst oder ist Ihnen die Umgebung in eigenartiger Weise verändert vorgekommen?
- Haben Sie das Gefühl, dass Sie unter Kontrolle von Kräften und Mächten stehen, die nicht Ihrem eigenen Willen entstammen?
- Haben Sie das Gefühl, dass Sie über besondere Fähigkeiten verfügen?
- Könnten Sie sich irren? Gäbe es dafür auch eine andere Erklärungsmöglichkeit? (subjektive Gewissheit und Unkorrigierbarkeit)

Beobachtung/ äußere Erscheinung

- eventuell äußerlich unauffällig
- unkonzentriert im Gespräch (bei ausgeprägten Wahngedanken)
- Angst und Unruhe, was oft vorrangig beobachtet wird
- aggressive Grundstimmung
- auffällig gekleidet (u. a. bei bizarren Wahnthemen oder bei Größenwahn)
- Hantieren mit sonderbaren Gegenständen, die für den*die Betroffene*n eine besondere private Bedeutung haben können
- Vernachlässigung der Körperpflege oder der Kleidung (bei chronischen Wahngedanken)
- Patient*innen führen in diesem Stadium oft ein sozial isoliertes Leben

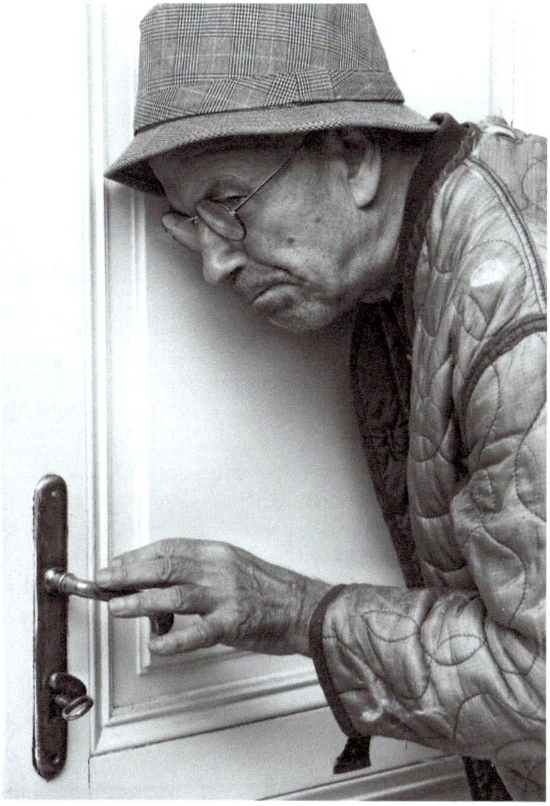

Zusatzuntersuchungen/Maßnahmen

Außenanamnese bei nicht bizarren Wahnthemen, Verhaltensbeobachtung, Abschätzen der Selbst- oder Fremdgefährdung bzw. des Realitätsverlustes. Wahngedanken niemals dem*r Betroffenen ausreden, aber auch nicht bestätigen. Akzeptieren der anderen Realität mit neutraler Haltung dem*r Patienten*in gegenüber. Entängstigende Maßnahmen setzen. Neu aufgetretene Wahngedanken bedürfen einer körperlichen Untersuchung.

Vorkommen/Differenzialdiagnose

- bei Demenzen (F00–F03) oder vorübergehenden Verwirrtheitszuständen (Delir, F05)
- bei Schizophrenie (F20), schizoaffektiver Störung (F25) oder akut psychotischen Störungen (F23); meist bizarre Wahnthemen oder parathymer Wahn
- bei chronischem Alkoholkonsum (häufig Eifersuchtswahn) (F10.7)
- nach Konsum von Drogen oder bestimmten Medikamenten (F1)
- isoliert vorkommend bei der wahnhaften Störung (F22, F24)
- bei schweren depressiven oder manischen Episoden im Rahmen von bipolaren affektiven Störungen (meist synthyme Wahnthemen) (F3)

5 Halluzinatorisches Syndrom

i

Einleitung/Symptome

Zu den Sinnestäuschungen zählt man Illusionen, Halluzinationen und Pseudohalluzinationen. Halluzinationen sind Wahrnehmungen ohne entsprechende Reizquelle (Gegenstand der Außenwelt), wobei der Trugcharakter der Wahrnehmung nicht erkannt wird. Der*die Betroffene hört, sieht, riecht, schmeckt oder fühlt etwas, obwohl es keinen entsprechenden Außenreiz gibt. Alle Sinnesgebiete können Gegenstand von Halluzinationen sein. Bei Vorhandensein von Pseudohalluzinationen erkennt der*die Betroffene den Trugcharakter seiner*ihrer Wahrnehmungen.

- **Illusionen (illusionäre Verkennung):** Wahrnehmungen, die jedoch verfälscht wahrgenommen und fehlgedeutet werden. Hier spielen oft eine Einschränkung der Sinneswahrnehmung (z. B. Dunkelheit) und eine affektive Erwartungshaltung (Ängstlichkeit) eine wichtige Rolle. Beispielsweise wird bei Dunkelheit und ängstlicher Erwartung von Gefahr ein schwarzer Fleck an der Wand für ein Gesicht gehalten.
- **Stimmenhören:** Hören einer oder mehrerer menschlicher Stimmen, die zu dem*r Betroffenen sprechen (Stimmenhören in direkter Rede) oder Befehle erteilen (imperative Stimmen) oder sein*ihr Handeln kommentieren (kommentierende Stimme in der 3. Person, wie z. B. „Jetzt hält er einen Vortrag") oder mit ihm*ihr oder untereinander sprechen (dialogische oder dialogisierende Stimme).
- **Andere akustische Halluzinationen (Akoasmen):** Halluzinationen, die nicht Stimmenhören beinhalten, wie das Wahrnehmen von Musik, Geräuschen oder Zischen.
- **Optische Halluzinationen:** Optische Eindrücke, die einerseits schemenhaft und amorph (Photome) gestaltet sind, sich andererseits auch als szenische Begebenheit (Personen und Gegenstände) manifestieren.
- **Körperhalluzinationen:** Zoenästhesien sind Sinneswahrnehmungen aus dem Körperinneren (z. B. Spüren, dass sich das eigene Gehirn verschiebt). Werden die Eindrücke auf der Hautoberfläche wahrgenommen, spricht man von taktilen Halluzinationen (z. B. beim Dermatozoenwahn).
- **Geruchs- und Geschmackshalluzinationen:** Diese meist gekoppelt auftretenden Symptome sind Sinnestäuschungen im Geruchs- bzw. Geschmacksbereich (olfaktorische und gustatorische Halluzinationen), beispielsweise das Riechen von Kot oder Verwesung (Kakosmie, Parosmie).

?

Vorschläge für Fragen

- Hören Sie manchmal Geräusche oder Stimmen, ohne dass jemand in Ihrer Nähe ist und ohne dass Sie sich deren Herkunft erklären können?
- Hören Sie manchmal Ihre eigenen Gedanken, als ob jemand zu Ihnen spricht? Wenn Sie allein sind, hören Sie vielleicht eine Stimme?
  Werden Sie von jemandem begleitet, der Sie kommentiert oder zu Ihnen spricht? (akustische Halluzinationen)
- Haben Sie bildliche Erscheinungen oder andere ungewöhnliche Wahrnehmungen? (optische Wahrnehmungen, Berührung, Geschmack, Geruch)
- Gehen in Ihrem Körper Veränderungen vor, die außergewöhnlich sind?
- Haben Sie zuletzt merkwürdige Gerüche in Ihrer Umgebung bemerkt?
- Haben Sie ungewöhnliche Erfahrungen gemacht, die Sie sich nicht erklären können?

Beobachtung/ äußere Erscheinung

- abwesend oder mit sich selbst beschäftigt
- im Gespräch unkonzentriert
- leichte Ablenkbarkeit
- unruhig und ängstlich
- Patient*innen blicken umher, als ob die Stimme aus dem Raum herrührt
- Sprechen mit Stimmen bzw. Antworten darauf
- Ohren werden manchmal zugehalten, eine Mütze über den Kopf gezogen oder Kopfhörer getragen, um mit Musik Stimmen zu übertönen
- unvermutetes Lachen (Parathymie)
- Vernachlässigung der Körperpflege oder der Kleidung (bei chronischen Halluzinationen)
- Patient*innen führen in diesem Stadium oft ein sozial isoliertes Leben

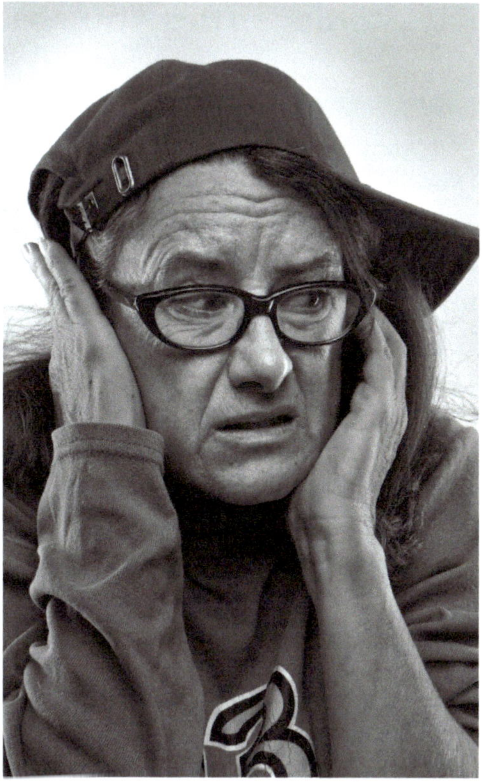

Zusatzuntersuchungen/Maßnahmen

Ausführliche psychiatrische Exploration, Verhaltensbeobachtung, Außenanamnese, Abschätzen der Selbst- oder Fremdgefährdung bzw. des Realitätsverlustes, evtl. Klinikeinweisung oder Hinzuziehen von Sicherheitsorganen. Im Krankenhaus bei neu aufgetretenen Halluzinationen ausführliche körperliche Untersuchung. Ruhiges Auftreten dem*r Patienten*in gegenüber, Reizabschirmung.

Vorkommen/Differenzialdiagnose

- bei Schizophrenie (F20), schizoaffektiver Störung (F25) oder akut psychotischen Störungen (F23) (meist akustische Halluzinationen in Form von kommentierenden oder dialogischen Stimmen)
- bei chronischem Alkoholkonsum (häufig beschimpfende Stimmen) (F10.7)
- bei Konsum von Halluzinogenen (F16.5), Kokain (F14.5) oder Cannabis (F12.5) (optische Halluzinationen)
- im Delir, z.B. durch Intoxikationen von Medikamenten, im Fieber oder bei verschiedenen hirnorganischen Störungen (alle Arten von Halluzinationen); optische Halluzinationen sind oft ein Hinweis auf das Vorliegen einer organischen Psychose (Delir (F05), Demenz (F00–F03))
- schwere depressive oder manische Episoden bei bipolaren affektiven Störungen (z.B. anklagende Stimmen) (F31)
- bei Gesunden in Träumen, beim Einschlafen, beim Aufwachen, bei sensorischer Deprivation

6 Störungen des Antriebs und der Psychomotorik

i

Einleitung/Symptome

Als Antrieb bezeichnet man die im Ausdruck sich kundgebende Grundaktivität eines Menschen. Veränderungen des Antriebs zeigen sich auch in der Psychomotorik. Leitsymptome bei Antriebsstörungen betreffen die Energie und Aktivität des*r Betroffenen im Sinne einer Verminderung oder Antriebssteigerung. Veränderungen der Psychomotorik erkennt man an Gang, Haltung, Stimme, Gestik und Mimik eines*r Patienten*in.

- **Antriebsverminderung:**
  - *Antriebshemmung:* motorische Verlangsamung, die sich auch durch einen Mangel an Energie und wenig Aktivität zeigt
  - *Stupor:* völlige Regungslosigkeit, Katatonie
  - *Mutismus:* Wortkargheit, Schweigen oder Stummheit, was als Ausdruck einer Sprechantriebsstörung aufgefasst wird
- **Antriebssteigerung:**
  - *Antriebssteigerung:* Überaktivität, motorische Unruhe, hektisches und aufgeregtes Verhalten
  - *Logorrhoe:* Redefluss, wobei sich der*die Patient*in nicht unterbrechen lässt
  - *Raptus:* psychomotorischer Erregungszustand bzw. ungerichteter Bewegungssturm
  - *Manieriert/Bizarr:* Handlungen und Bewegungen erscheinen gekünstelt oder stilisiert (manieriert/bizarr) oder Personen fallen durch Hang zur Selbstdarstellung auf (theatralisches oder histrionisches Verhalten)
- **Generell veränderte Psychomotorik:**
  - *Parakinesien:* abnorme und komplexe Bewegungen, die sich in Gestik, Mimik und Sprache zeigen; Überbegriff für die folgenden Bezeichnungen
  - *Stereotypie:* Bewegungsmuster und Äußerungen auf sprachlichem Gebiet, die mehrfach in gleicher Form wiederholt werden. Verbigerationen (Wortstereotypien), Katalepsie (Haltungsstereotypien) und Flexibilitas cerea (wächserne Biegsamkeit)
  - *Befehlsautomatismus:* der*die Betroffene führt automatisch und nicht willentlich Aufforderungen aus
  - *Negativismus:* gegenteiliges Ausführen von dem, was verlangt wird
  - *Tic:* gleichförmige Handlungen oder Bewegungen, die sich willentlich nicht unterdrücken lassen

?

Vorschläge für Fragen

- Wie geht es Ihnen mit Ihrer Energie, Ihrem Schwung oder Elan?
- Fallen Ihnen körperliche Arbeiten schwerer als früher?
- Haben Sie Schwierigkeiten, sich zu etwas durchzuringen?
- Fühlen Sie sich manchmal gebremst und brauchen mehr Kraft als üblich?
- Sind Sie vermehrt aktiv und unternehmungslustig?
- Machen Sie mehrere Dinge gleichzeitig?
- Können Sie ruhig sitzen, wenn es die Situation verlangt?
- Müssen Sie öfter herumgehen, weil Sie sich unruhig fühlen?
- Müssen Sie vermehrt und schneller sprechen als sonst?

Beobachtung/ äußere Erscheinung

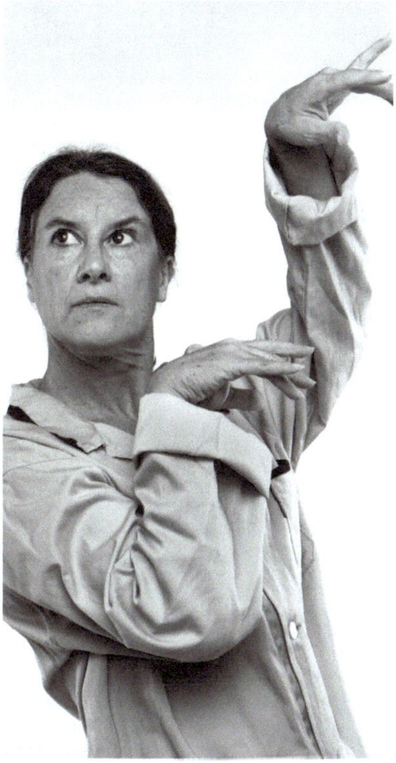

Antriebsverminderung:
- verlangsamte und reduzierte Bewegungen
- erschöpfter und müder Eindruck
- Sprache ist monoton und leise
- Versuche, etwas zu erklären, werden wieder abgebrochen

Antriebssteigerung:
- rasche Bewegungen
- Redefluss, unter Umständen auch lautes Sprechen
- Wippen mit dem Oberkörper, Trommeln mit den Fingern auf dem Tisch oder unruhiges Auf- und Abgehen

Veränderte Psychomotorik:
- Bewegungen wie Kopfnicken und Rumpfbeugen, immer in gleicher Form wiederholt (Stereotypien)
- Verharren mit abnormen Haltungen und Bewegungen, „psychisches Kopfkissen" (Parakinesien)
- Grimassieren, Fratzenschneiden, Bewegungsimitationen oder bizarres Verhalten

Zusatzuntersuchungen/Maßnahmen

Medizinische Untersuchung (Cave: perniziöse Katatonie, Hyperthermie), psychiatrische Exploration, Verhaltensbeobachtung, Außenanamnese, Abschätzen der Selbst- oder Fremdgefährdung bzw. des Realitätsverlustes.

Vorkommen/Differenzialdiagnose

- **Antriebsverminderung bis hin zum Stupor:**
  bei depressiven Störungen (F32, F33, F34.1, F31.3–5), bei Belastungsreaktionen (akute Belastungsreaktion (F43-0), posttraumatische Belastungsstörung), bei Panikstörungen, bei katatoner Schizophrenie (katatoner Stupor (F20.2), bei organischen psychischen Störungen (Tumoren, Enzephalitis, Parkinson-Syndrom, Demenz etc.)
- **Antriebssteigerung:**
  bei agitierten depressiven Syndromen (F32, F33), bei manischen Episoden im Rahmen einer bipolaren (F31) oder schizoaffektiven Störung (F25), nach Konsum von Medikamenten (z. B. Stimulantien, Drogen wie Kokain, Ecstasy etc.) oder Alkohol (F1), bei organischen psychischen Störungen (z. B. frontotemporale Demenz, Enzephalitis etc.) (F0)
- **Generell veränderte Psychomotorik:**
  bei einer Vielzahl von psychischen Störungen, u. a. Schizophrenie (katatone Schizophrenie) (F20.2), Zwangsstörung (F42), Gilles-de-la-Tourette-Syndrome (komplexe Tic-Störung) (F95), dissoziative Störungen (F44)

7 Depressives Syndrom

i

Einleitung/Symptome

Die Leitsymptome eines depressiven Syndroms sind gedrückte Stimmung, der Verlust von Interesse oder Freude sowie verstärkte Ermüdbarkeit und Energieverlust. Depressivität kann als abnorme Traurigkeit oder psychische Lähmung aufgefasst werden, die alle seelischen Funktionen, wie Denken, Psychomotorik und das körperliche Empfinden, gleichermaßen beeinträchtigt.

- **Herabgesetzte Stimmung, Affizierbarkeit und psychische Befindlichkeit:** häufig Niedergeschlagenheit, Pessimismus, Freud- und Interesselosigkeit, Hoffnungslosigkeit, Lustlosigkeit, innere Verzweiflung, Leere sowie Gefühllosigkeit. Subjektiv werden Gedächtnis- und Konzentrationsstörungen erlebt, das Denken ist generell zäh und verlangsamt, die Gedanken kreisen um die eigene Unzulänglichkeit. In schweren Fällen auch Insuffizienzgefühle, Selbstvorwürfe, schuldwahnhaftes Erleben und Suizidalität.
- **Beeinträchtigtes körperliches Empfinden:** Typisch sind eine motorische Hemmung mit Antriebsverlangsamung, Stupor (Regungslosigkeit) oder Mutismus. Es kann aber auch Agitation mit innerer Unruhe vorkommen.
  Vegetative Funktionsstörungen beeinträchtigen ebenso das körperliche Empfinden. Hierzu zählt man Schlafstörungen aller Art, Müdigkeit, Morgentief, Mundtrockenheit, Appetitverlust, Verstopfung (Obstipation), somatisches Missempfinden (z. B. Druckgefühl, diffuse Schmerzen), Gewichtsverlust, Amenorrhoe sowie Abnahme von Libido und Potenz.
- **Depressivität im Verhältnis zur Umwelt:** Häufig kommt es zu Einschränkungen der *affektiven Resonanz* (Affizierbarkeit). Damit ist das reduzierte gefühlsmäßige Ansprechen eines*r Patienten*in auf emotionale Reize seiner*ihrer sozialen Umgebung gemeint. Bei fehlender Affizierbarkeit ist die Mimik fast völlig aufgehoben. Unter *Affektlabilität* versteht man eine Stimmungslabilität mit raschem Wechsel der Emotionen, was ebenso Bestandteil eines depressiven Syndroms sein kann.

?

Vorschläge für Fragen

- Waren Sie in letzter Zeit sehr traurig oder niedergeschlagen?
- Müssen Sie manchmal grundlos weinen?
- Hat Sie etwas aus dieser Traurigkeit befreien können?
- Haben Sie in letzter Zeit weniger als sonst unternommen? Konnten Sie sich schwerer zu Alltagstätigkeiten aufraffen?
- Wenn etwas misslingt, geben Sie sich dann selbst die Schuld? Haben Sie das Gefühl, weniger wert als andere Menschen zu sein?
- Wie ging Ihnen die Arbeit (Haushalt) von der Hand?
- Können Sie sich so freuen wie früher oder hat Ihre Begeisterungsfähigkeit nachgelassen?
- Üben Sie Ihre Hobbys aus oder hat das Interesse nachgelassen?
- Wann hat die Störung der Befindlichkeit begonnen? Gibt es Tagesschwankungen oder Veränderungen in den Jahreszeiten?
- Wie schlafen Sie? Wachen Sie morgens früher als gewöhnlich auf?
- auch vegetative Symptome erfragen (Mundtrockenheit, Appetitabnahme, Gewichtsverlust, Sexualität etc.)

Beobachtung/ äußere Erscheinung

- Abnahme der körperlichen Aktivitäten und Körpersprache
- reduzierte Mimik
- leere Augen
- herabhängende Mundwinkel und/ oder gepresste Lippen
- verzögerte Reaktion auf Außenreize
- gekrümmte und verkrampfte Körperhaltung
- langsamer und leiser sprachlicher Ausdruck
- Verstummen bis hin zur völligen Regungslosigkeit (Stupor)
- schmerzverzerrter, verbitterter Gesichtsausdruck
- Unruhe mit vermehrter Betriebsamkeit, Hin- und Herlaufen
- Verkrampfen der Hände, Nesteln und Zappeln
- vernachlässigte Körperpflege mit Verwahrlosung („bad hair days")

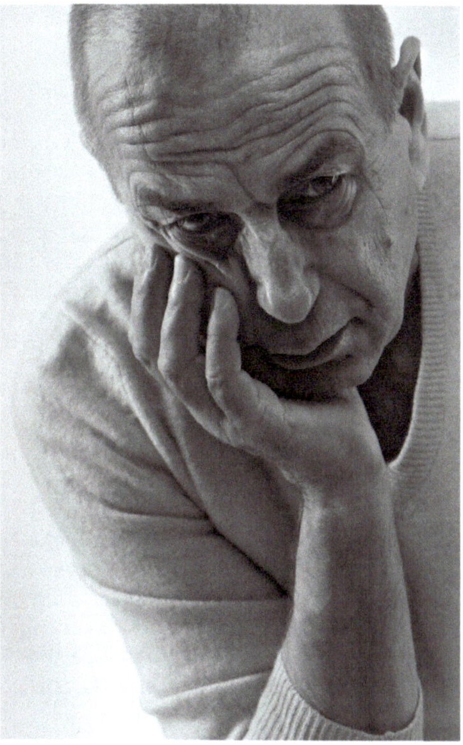

Zusatzuntersuchungen/Maßnahmen

Ausführliche psychiatrische Exploration und körperliche Untersuchung. Testpsychologische Diagnostik, Fremdanamnese, Abschätzen der Selbst- oder Fremdgefährdung. Suizidalität unbedingt ansprechen (siehe Kapitel „Suizidalität", S. 78). Erfragen von Alkohol-, Drogen- und Medikamentenmissbrauch (u. a. Selbstmedikation).

Vorkommen/Differenzialdiagnose

- kurzfristig bei Trauer, bei Belastungsreaktionen (F43), bei depressiver Anpassungsstörung (F43.2) und bei der posttraumatischen Belastungsstörung (das Vollbild und der Schweregrad einer depressiven Episode nach ICD-10 werden hier aber nicht erreicht)
- bei der depressiven Störung (F32), der rezidivierenden depressiven Störung (F33), der Dysthymia (F34.1) und im Rahmen von depressiven Episoden bei der bipolaren affektiven Störung (F31.3–5) (Diagnosekriterien beachten!)
- depressive Verstimmung auch bei Schizophrenie (F20.4), schizoaffektiver Störung (F25.1) und wahnhafter Störung
- begleitend auch bei Persönlichkeitsstörungen (F07, F60, F61), Angsterkrankungen (F40, F41) und somatoformen Störungen (F45)
- durch psychotrope Substanzen wie Alkohol, Drogen oder Medikamente ausgelöst (F1)
- somatische Erkrankungen wie Demenz, hormonelle Störungen, Karzinome etc. (F0)

8 Manisches Syndrom

i

Einleitung/Symptome

Leitsymptome eines manischen Syndroms sind Steigerung von Antrieb und Aktivität, Euphorie und vermehrte Gesprächigkeit. Während leichtere Formen (Hypomanie) zu Wohlbefinden führen, kommt es bei schweren Verläufen zur Selbstüberschätzung und psychotischen Symptomen mit Größenwahn und bizarren Verhaltensweisen. Die Manie kann als zur Depression komplementäres Bild aufgefasst werden, wobei ähnliche seelische Funktionen betroffen sein können.

- **Gesteigerte Stimmung und erhöhte psychische Befindlichkeit:** Häufig anzutreffen sind Rededrang (Logorrhoe), heitere Grundstimmung, Euphorie, Zuversicht, Leichtfertigkeit, gesteigertes Selbstwertgefühl, Größenhaltung, Selbstüberschätzung sowie ein Gefühl von Kraft und Schwung. Die Gedankengänge sind beschleunigt mit Ideenflüchtigkeit und Sprunghaftigkeit bis hin zur Inkohärenz des Denkens. Aufmerksamkeit und Konzentrationsvermögen sind objektiv reduziert, der*die Betroffene ist jedoch kritiklos, zeigt keine Krankheitseinsicht bzw. Krankheitsgefühl und entwickelt in schweren Fällen psychotische Symptome, wie Größen-, Erfindungs-, Liebes- oder Abstammungswahn. In manchen Fällen auch streitbares und aggressives Verhalten bis hin zu Erregungszuständen (Zornmanie).
- **Veränderter Antrieb und psychomotorischer Bereich:** Typischerweise bestehen Antriebssteigerung, gesteigerte Geschäftigkeit, Wechsel von Aktivitäten und Plänen, Unruhe, Rededrang (Logorrhoe), Kaufrausch, Distanzlosigkeit, tollkühnes Verhalten, sexuelle Taktlosigkeit und sinnlose Unternehmungen. Im Vitalbereich (vegetative Funktionen) zeigen Betroffene ein gesteigertes körperliches Wohlbefinden, vermindertes Schlafbedürfnis, erhöhte Leistungsbereitschaft, gesteigertes sexuelles Verlangen, Zunahme oder Abnahme von Nahrungszufuhr oder vermehrten Drogen- und Alkoholkonsum.
- **Manie im Verhältnis zur Umwelt:** Einschränkungen der *affektiven Resonanz* (Affizierbarkeit) sind beobachtbar, wobei Patient*innen nicht auf Einwände oder Reaktionen ihrer Mitmenschen reagieren. Manchmal kommt es auch zu Affektlabilität (rascher Wechsel von Emotionen) oder zu überschießenden Affekten. In schweren Manien geht die Fähigkeit zur Trauer verloren (Affizierbarkeit im negativen Bereich fehlt).

?

Vorschläge für Fragen

- Waren Sie in letzter Zeit in einer übertriebenen Hochstimmung? War diese so ausgeprägt, dass Ihre Umgebung meinte, mit Ihnen sei etwas nicht in Ordnung?
- Haben Sie Ihre letzten Aktivitäten angenehm und lustvoll erlebt?
- Haben Sie sich in letzter Zeit besonders energiegeladen und voller neuer Ideen gefühlt?
- Haben Sie mehr unternommen und sind Ihre Gedanken schneller als sonst abgelaufen?
- Hat Ihre Umgebung bei Ihnen eine Veränderung bemerkt und wurden Sie deswegen kritisiert?
- Haben Sie sich in finanzieller Hinsicht verausgabt?
- Wie waren die letzten Begegnungen mit Ihren Freunden oder Angehörigen?
- War Ihre Stimmung regelmäßig zu bestimmten Tageszeiten besonders gut oder gesteigert?
- Wie viel Schlaf brauchen Sie in letzter Zeit?

Beobachtung/ äußere Erscheinung

- vielfältige Körpersprache und Ausdrucksformen
- auffallende Gestik und Mimik, laute Sprache, Logorrhoe
- ständige Betriebsamkeit
- manchmal Aggressivität bis hin zu regelrechten Erregungszuständen (Zornmanie)
- oft distanzlos-enthemmtes Verhalten
- auffallende, inadäquate Kleidung, luxuriöse Accessoires
- bei Frauen grelles Make-up
- Patient*innen tragen eine große Menge an Dingen mit sich, wie Bücher, selbst verfasste Schriften etc.
- gerötete Hautfarbe, Schwitzen und fehlende Körperpflege (bei länger bestehenden Manien)

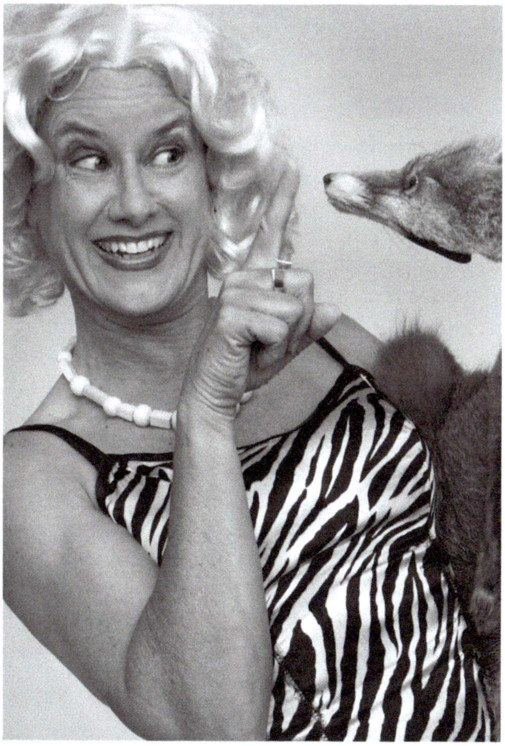

Zusatzuntersuchungen/Maßnahmen

Psychiatrische Exploration und körperliche Untersuchung. Testpsychologische Diagnostik, Fremdanamnese, Abschätzen der Selbst- oder Fremdgefährdung. Alkohol-, Drogen- und Medikamentenmissbrauch erfragen. Angehörige unbedingt kontaktieren.

Vorkommen/Differenzialdiagnose

- bei organischen psychischen Störungen (F0) (z.B. Hirntumoren, Enzephalitis, progressiver Paralyse) und bei bestimmten Demenzformen (F00–F03) (z.B. frontotemporale Demenz)
- bei schizoaffektiven Störungen während schizomanischer Phasen (F25.1)
- im Rahmen von Drogenkonsum mit Kokain, Halluzinogenen oder Amphetaminen
- vorübergehend im Alkoholrausch (F1)
- selten bei Medikamentenüberdosierung (Delir), beispielsweise mit Antiparkinsonmedikamenten (F0)
- typisch bei der bipolaren affektiven Störung (manisch-depressive Erkrankung) (F31) im Rahmen von hypomanischen (F30.0) und manischen Episoden (F30.1–2)
- selten auch bei der Zyklothymia (leichte hypomane Phasen) (F34.0)

9 Angstsyndrom

i

Einleitung/Symptome

Beim Angstsyndrom steht eine übertriebene und situationsinadäquate Angstausprägung im Vordergrund. Die Angstsymptomatik kann auf emotionaler Ebene (Angstgefühl), vegetativer Ebene (z.B. Schwitzen, Zittern, trockener Mund), kognitiver Ebene (Erwartungsängste, Katastrophisieren) und Verhaltensebene (Flucht- oder Vermeidungsverhalten) manifest werden.

- **Phobien: gerichtete Angst** vor bestimmten Situationen, Tieren, Naturphänomenen, Blut/Spritzen (spezifische Phobien), sozialen Situationen (Sozialphobie) und öffentlichen Situationen (Agoraphobie), die meist mit Erwartungsängsten und Vermeidungsverhalten einhergeht
- **Ängstlichkeit: ungerichtete Angst**; die Patient*innen haben Angst, ohne manchmal angeben zu können, wovor, z.B. bei **generalisierter Angststörung** über lange Zeit oder bei **Panikattacken** anfallsweise nur etwa 20 bis 30 Minuten.
- **Zusatzsymptome: körperliche Symptome, vegetative Symptome** wie Herzrasen, subjektive Atemnot, Engegefühl, Druck/Schmerz auf Brust, Globusgefühl, Mundtrockenheit, Zittern, Schwitzen, Wärme-Kälte-Schauer, Gänsehaut, Übelkeit, Stuhldrang, Harndrang, erweiterte Pupillen
- **Angstgedanken:** „Ich könnte sterben, einen Herzinfarkt bekommen, ersticken, die Kontrolle verlieren, einen Schlaganfall bekommen, verrückt werden …"
- **Wahrnehmungsveränderungen bei Panik:** Derealisation, Depersonalisation

?

Vorschläge für Fragen

- Leiden Sie unter Ängsten?
- Waren Sie im letzten halben Jahr die meiste Zeit über ängstlich oder nervös? (generalisierte Angststörung)
- Haben Sie schon einmal einen Angstanfall gehabt, bei dem Sie panische Angst empfunden haben? Welche Symptome haben Sie bei diesem Anfall noch gehabt? (Panikattacke)
- Wie häufig haben Sie diese Panikattacken? (Panikstörung)
- Haben Sie Angst, allein das Haus zu verlassen, in einer Menschenmenge zu sein oder mit U-Bahn/Straßenbahn/Zug/Bus unterwegs zu sein? (Agoraphobie)
- Haben Sie in bestimmten Situationen (Fliegen, enge Räume …) oder vor bestimmten Dingen, Tieren etc. Angst? (spezifische Phobie)
- Haben Sie Angst, in der Öffentlichkeit zu reden, zu essen oder zu unterschreiben? (soziale Phobie)
- Gibt es Situationen oder Tätigkeiten, die Sie vermeiden, weil Sie fürchten, dass Sie dabei Angst bekommen könnten? (Vermeidungsverhalten)
- Vermeiden Sie bestimmte Dinge/Situationen, um keine Angst zu bekommen?
- Sind Sie dadurch im Alltag beeinträchtigt? (Funktionsbeeinträchtigung)

Beobachtung/ äußere Erscheinung

- ängstlicher Gesichtsausdruck
- Schwitzen
- Tachykardie
- Hypertonie
- Hyperventilation
- Hautblässe
- Zittern
- erweiterte Pupillen
- **Vermeidungsverhalten:** Agoraphobie: Vermeiden der U-Bahn Sozialphobie: Vermeiden von Blickkontakt
- **Versicherungsverhalten:** (z. B. geht nicht allein außer Haus, kommt in Begleitung)

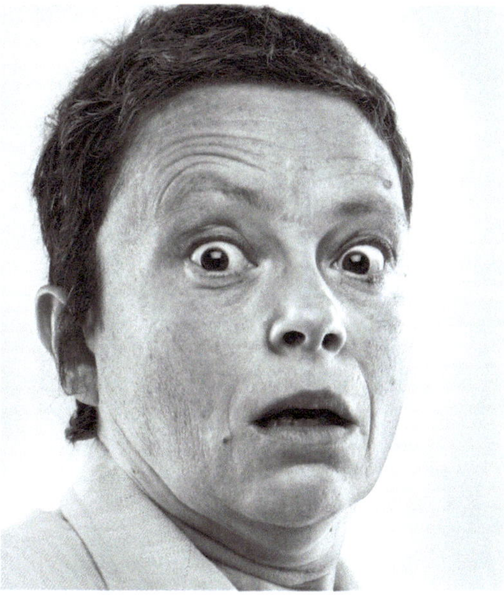

Zusatzuntersuchungen/Maßnahmen

Ängste können sich oft hauptsächlich körperlich äußern. Differenzialdiagnostik: Panikattacke vs. Myokardinfarkt. Unterscheidung ungerichteter Ängste (Panikstörung, generalisierte Angststörung) von gerichteten Ängsten (= Phobien). Ausführliche psychiatrische Exploration und körperliche Untersuchung.

Vorkommen/Differenzialdiagnose

- Demenz (F00–F03)
- Ängste bei schweren körperlichen Erkrankungen: Myokardinfarkt, Asthmaanfall etc. (F0)
- substanzinduzierte Störungen: Intoxikation, Entzug (F1)
- Psychosen (starke Ängste bei veränderter Wahrnehmung) (F2)
- affektive Störungen (F3): Depressionen gehen oft mit Ängsten einher
- Angststörungen (F40, F41)
- Zwangsstörungen (F42) (im DSM-IV zu den Angststörungen gezählt)
- belastungsassoziierte Störungen (F43) (akute Belastungsreaktion (F43.0), posttraumatische Belastungsstörungen (F43.1), Anpassungsstörungen (F43.2))
- Minderbegabungen (F7) (in Überforderungssituationen bei Anpassungsstörungen)
- Hypochondrie (F45.2) (Angst, körperliche Symptome könnten ein Zeichen für eine schwere Krankheit sein)
- Schlafstörungen (F51) (Angstattacken aus dem Schlaf, Pavor nocturnus, Albträume)
- Essstörungen (F50): Panikattacken in Zusammenhang mit hypoglykämischen Zuständen
- Missbrauch von Sympathomimetika, Schilddrüsen-Hormonen (F55.5)
- ängstliche Persönlichkeitsstörungen (F60.5–7), emotional instabile Persönlichkeitsstörung (F60.3)
- kinderpsychiatrische Ängste

10 Zwangssyndrom

i

Einleitung/Symptome

- **Zwangsgedanken:** sich immer wieder aufdrängende Gedanken oder Vorstellungen, die als unsinnig oder quälend erlebt werden und sich gegen den inneren Widerstand aufdrängen.
- **Zwangsimpulse:** sich aufdrängende Impulse, bestimmte Handlungen durchzuführen, die vom*von der Patienten*in abgelehnt werden, sich aber nur schwer unterdrücken lassen.
- **Zwangshandlungen:** als unsinnig oder übertrieben erkannte Handlungen, die jedoch vom*von der Patienten*in gemäß einem inneren Drang durchgeführt werden, um innere Spannungen oder unangenehme Emotionen abzubauen.
- **Zwangsspektrum-Störungen:** ein Spektrum von Erkrankungen, die von zwanghaftem bis zu impulshaftem Verhalten reichen (Zwangsstörung, Hypochondrie, Körperdysmorphophobie, Anorexia nervosa, Binge Eating Disorder, Bulimia nervosa, pathologisches Spielen, Kaufsucht, Kleptomanie, Tic-Störungen).

Gemeinsam ist diesen Störungen das immer wiederkehrende Verhalten und die kurzfristige Erleichterung, die durch das Verhalten entsteht. Durch die Häufigkeit und Intensität des Verhaltens kommt es jedoch zur Störung.

?

Vorschläge für Fragen

Fragen nach Zwangshandlungen:

- Gibt es Dinge, die Sie immer wieder tun müssen, obwohl dies überflüssig oder sinnlos ist (z. B. Waschen, Putzen, Kontrollieren, Sammeln, Ordnen)?
  Wenn ja, können Sie mir diese Handlungen näher beschreiben?

Fragen nach Zwangsgedanken:

- Gibt es Gedanken, die sich Ihnen immer wieder aufdrängen, ohne dass Sie dies möchten? Wenn ja, welchen Inhalt haben diese Gedanken? Können Sie mir die Gedanken näher beschreiben?
- Sind diese Gedanken Ihre eigenen Gedanken?
- Versuchen Sie, diese Gedanken/Handlungen zu unterdrücken?
- Seit wann sind diese Handlungen und/oder Gedanken vorhanden?
- Wie sicher sind Sie, dass diese Gedanken/Handlungen unsinnig/sinnlos sind?
- Wie sehr können Sie Widerstand leisten?
- Wie viel Zeit brauchen Sie etwa pro Tag für die Handlungen/Gedanken?
- Wie sehr schränken diese Gedanken/Handlungen Sie in Ihrem Leben ein?

Beobachtung/ äußere Erscheinung

- dyshidrotisches Ekzem an Händen – Waschzwang, Putzzwang
- Zwangshandlungen – Rituale
- Nachfragen – Versichern (siehe auch „Hypochondrie")
- häufiges Zuspätkommen
- Tics
- Listenschreiben
- Horten/Sammeln (z. B. in der Wohnung)
- Entscheidungsschwierigkeiten
- repetitives Einfordern von Schönheitsoperationen bei Körperdysmorphophobie

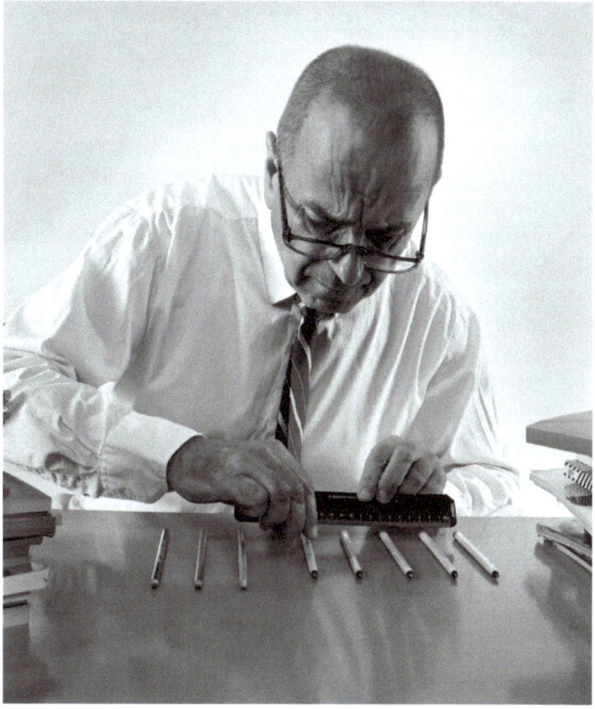

Zusatzuntersuchungen/Maßnahmen

Inhalte von Zwangsgedanken können peinlich und schambesetzt sein (aggressive oder sexuelle Inhalte), sodass Patient*innen diese nicht ohne Vertrauensaufbau, also nicht schon beim Erstgespräch, preisgeben.

Vorkommen/Differenzialdiagnose

- Demenz (F00–F03): Perseveration
- Punding bei Morbus Parkinson
- Psychosen (F2): Zwangssymptome – fehlende Einsicht/Wahn
- affektive Störungen (F3): Zwangsgrübeln (Rumination)
- Angststörungen: generalisierte Angst (F41.1)/Phobien (F40)
- Zwangsstörungen (F42) (im DSM-IV zu den Angststörungen gezählt)
- Minderbegabungen (F7): zwanghaftes Verhalten
- Hypochondrie (F45.2): Kontrollverhalten in Zusammenhang mit Gesundheitsängsten
- Essstörungen (F50): Zwangsverhalten in Zusammenhang mit Nahrungsaufnahme
- Impulskontrollstörungen (F63): pathologisches Spielen (F63.0), Pyromanie (F63.1), Kleptomanie (F63.2), Trichotillomanie (F63.3), Kaufsucht (nicht-stoffgebundene Süchte)
- zwanghafte Persönlichkeitsstörung
- Tics, Tourette-Syndrom (F95)
- zwanghaftes Verhalten bei Asperger Autismus (F84.5)

11 Belastungssyndrome

i

Einleitung/Symptome

- **Leitzeichen, Leitsymptome:** die subjektive Belastungssituation, ein akutes Ereignis, eine traumatische Situation, eine Überforderungssituation oder eine Verlustsituation.
- **Anpassungsstörung:** hat ähnliche Symptome wie bei affektiven Störungen, Angststörungen, Zwangsstörungen, dissoziativen und somatoformen Störungen, diese erreichen jedoch nicht das Ausmaß, das zur Diagnose der genannten Störungen notwendig ist. Die psychosoziale Belastung hat kein außergewöhnliches oder katastrophales Ausmaß. Trauerreaktionen können vor allem in der Jugend mit einer Störung des Sozialverhaltens (Aggression, dissoziales Verhalten) einhergehen.
- **Akute Belastungsreaktion:** setzt unmittelbar nach der Belastung ein und beginnt spätestens nach zwei Tagen abzuklingen. Neben Angstsymptomen können Desorientierung, Ärger, Verzweiflung, Aggression, Hoffnungslosigkeit oder ungerichtete Überaktivität auftreten. Im Falle einer Trauerreaktion entspricht die Reaktion nicht der kulturellen Norm.
- **Posttraumatische Belastungsstörung: 1) Erlebnis des Traumas:** Typ-I-Trauma (einmalig/kurzfristig), Typ-II-Trauma (mehrfach, langfristig). **2) Flashbacks, Intrusionen:** Nachhallerinnerungen, Wiedererleben der Traumata. **3) Vermeidungsverhalten:** allgemeiner emotionaler Taubheitszustand. Emotionale Zustände, Gedanken, Situationen, die Nachhallerinnerungen auslösen, werden häufig vermieden. **4) Übererregung, Hyperarousal:** erhöhte Schreckhaftigkeit, erhöhte Reizbarkeit (Angstsymptome oder Wutausbrüche), häufig mit Konzentrationsstörungen und Schlafstörungen verbunden.
- **Burn-out-Syndrom:** im engeren Sinn ein arbeitspsychologischer Begriff, umfasst drei Dimensionen: **1) Emotionale Erschöpfung** ist ein zentraler Aspekt des Burn-out-Syndroms. **2) Depersonalisation/Zynismus:** Das Wort Depersonalisation darf nicht mit dem dissoziativen Begriff „Depersonalisation" verwechselt werden. Hier ist die Abstumpfung gegenüber anderen Personen gemeint. **3) Verminderte subjektive Leistungsbewertung.**
  Burn-out kann auch als ein Prozess verstanden werden, der mit Warnsymptomen in der Anfangsphase beginnt, mit reduziertem Engagement, emotionalen Reaktionen, Schuldzuweisungen einhergeht und bis zu psychosomatischen Reaktionen und Verzweiflung reicht. Schwere Burn-out-Syndrome führen dann auch zu klinischen Störungen, wie Angststörungen, Depressionen und somatoformen Störungen. Der Begriff „Burn-out-Syndrom" wird im umgangssprachlichen Bereich häufig auch als Synonym für „psychisch belastet" verwendet und ist nicht mit dem arbeitspsychologischen Begriff identisch!
- **Trauerprozess** ist ein Anpassungsprozess bei Verlusterlebnissen. Dabei sind die Reaktionen bei Trauer nicht pathologisch und dürfen nicht mit psychopathologischen Symptomen verwechselt werden. Insbesondere die chaotischen emotionalen Reaktionen können als psychopathologische Symptome gedeutet werden. Hier hat sich die Betrachtung der Funktion der Symptome bewährt: Erfüllen die Symptome die Funktion des Trauerprozesses? Emotionale Reaktionen, die andere affizieren und zu Unterstützungsreaktionen führen, sind von dysfunktionalen Reaktionen, die zum Rückzugsverhalten der Umgebung führen, zu unterscheiden. **Vier Stadien** können im Trauerprozess abgegrenzt werden: 1. Nicht-wahrhaben-Wollen; 2. Aufbrechen chaotischer emotionaler Reaktionen; 3. Suchen, Finden, Sich-Trennen; 4. Neuen Selbst- und Weltbezug finden.

Vorschläge für Fragen

- Wie würden Sie Ihre Kindheit beschreiben?
- Gab es in Ihrem Leben schwere Erlebnisse?
- Haben schwere Erlebnisse Ihr Leben verändert?
- Gibt es zurzeit besondere Belastungen?
- Können Sie sich in Ihre Klient*innen, Schüler*innen, Patient*innen nicht mehr so gut hineinversetzen wie früher?
- Haben Sie das Gefühl, nicht mehr so viel wie früher leisten zu können?
- Gab es in letzter Zeit Verlusterlebnisse?

Beobachtung/ äußere Erscheinung

- vegetative Erregungszeichen
- emotionale Abgestumpftheit
- Überaktivität bzw. motorische Hemmung
- gerötete Konjunktiven/Weinen
- chaotische emotionale Reaktionen
- Angstsymptome
- affektive Symptome
- Aggressionssymptome
- dissoziative Symptome

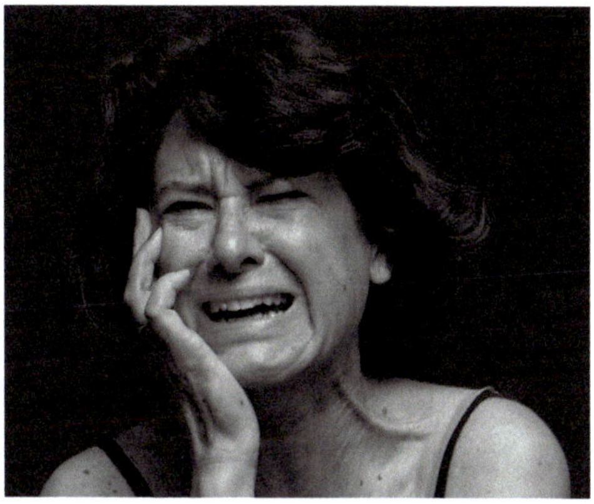

Zusatzuntersuchungen/Maßnahmen

Wichtig ist es, Unterstützung anzubieten.

Vorkommen/Differenzialdiagnose

- Reaktionen auf schwere Belastung und Anpassungsstörungen (ICD-10: F43)
- akute Belastungsreaktion (F43.0)
- posttraumatische Belastungsstörung (F43.1)
- Anpassungsstörung (F43.2)
- kurze depressive Reaktion (F43.20)
- längere depressive Reaktion (F43.21)
- Angst und depressive Reaktion gemischt (F43.22)
- Anpassungsstörung mit vorwiegender Beeinträchtigung von anderen Gefühlen (F43.23)
- Anpassungsstörung mit vorwiegender Störung des Sozialverhaltens (F43.24)
- Anpassungsstörung mit gemischter Störung von Gefühlen und Sozialverhalten (F43.25)

Prüfen Sie auch, ob die Kriterien für Angststörungen, Zwangsstörungen, dissoziative Störungen, somatoforme Störungen und affektive Störungen vorliegen.

Bei komplexen Traumatisierungen kann es auch zu Persönlichkeitsveränderungen kommen:

- andauernde Persönlichkeitsveränderung nach Extrembelastungen (F62.0)
- spezifische Persönlichkeitsstörungen: häufig Traumatisierungen in der Kindheit (F60)

12 Dissoziatives Syndrom

i

Einleitung/Symptome

Leitsymptome: „weggetreten sein“, pseudoneurologische Symptome

Im ICD-10 werden folgende Syndrome unterschieden: dissoziative Amnesie (F44.0), dissoziative Fugue (F44.1), dissoziativer Stupor (F44.2), Trance- und Besessenheitszustände (F44.3), dissoziative Bewegungsstörungen (F44.4), dissoziative Krampfanfälle (F44.5), dissoziative Sensibilitäts- und Empfindungsstörung (F44.6), Ganser-Syndrom (F44.80), dissoziative Identitätsstörung (F44.81) (Synonym: multiple Persönlichkeit), gemischte dissoziative Störungen (F44.7).

- **Derealisation:** Die Umgebung erscheint unwirklich, fremdartig oder räumlich verändert und wirkt dadurch sonderbar, unvertraut oder gespenstisch (siehe auch „Ich-Störung“).
- **Depersonalisation:** Störung des Einheitserlebens einer Person. Die Person kommt sich fremd, unwirklich, verändert oder uneinheitlich vor (siehe auch „Ich-Störung“).
- **Konversionssymptome:** in der Untersuchung zu beobachtende Symptome, die auf keine körperliche Erkrankung zurückgeführt werden können, häufig symbolischen Ausdruckscharakter besitzen und in zeitlich engem Zusammenhang mit Ereignissen in der sozialen Umwelt oder innerpsychischen Konflikten stehen.
- **Alltagsdissoziationen:** Tagträume, Gedankenabschweifen und Amnesien (z.B. bei längeren Autofahrten auf gleichförmiger Strecke). In Überarbeitungssituationen treten bei vielen Menschen Entfremdungsgefühle auf. Konkrete Begriffe für Alltagsdissoziationen fehlen in der Alltagssprache und werden deshalb häufig umschrieben („ins Narrenkastl schauen“, „in die Leere starren“).
- **Déjà-vu:** Das Gefühl, eine bestimmte Situation schon einmal erlebt zu haben. Kommt häufig auch bei Gesunden vor.

?

Vorschläge für Fragen

- Fühlen Sie sich manchmal unwirklich?
- Fühlen Sie sich manchmal wie außerhalb Ihres Körpers?
- Fühlen Sie sich manchmal fremd, wie von der Welt abgeschnitten?
- Empfinden Sie sich manchmal wie ein Roboter, ohne Empfindung und eigene Gedanken?
- Klingen vertraute Stimmen manchmal unwirklich oder fremd?
- Kommt Ihnen eine neue Situation manchmal so vor, als ob Sie diese schon einmal erlebt hätten?
- Kommen Ihnen manchmal Gegenstände aus der Umgebung weiter weg oder kleiner vor?
- Kommt Ihnen die Umgebung manchmal flach und leblos vor?
- Kommen Ihnen manchmal Teile des Körpers fremd vor?
- Haben Sie manchmal das Gefühl, wie ein eigener abgetrennter Beobachter zu sein?
- Kommt es manchmal vor, dass Sie überhaupt keine Gefühle empfinden können?
- Haben Sie manchmal das Gefühl, als ob sich Ihre Hände oder Füße in ihrer Größe verändern?

Beobachtung/ äußere Erscheinung

Dissoziative Störungen: Ähnlichkeit mit neurologischen Erkrankungen:

- sensorische Störung
- motorische Störungen: z. B. Lähmung
- Krampfanfall
- ständiges Vorbeireden (Ganser-Syndrom)
- leerer Blick, wie entrückt

Alltagsdissoziationen:

- starrer Blick, ohne zu fixieren

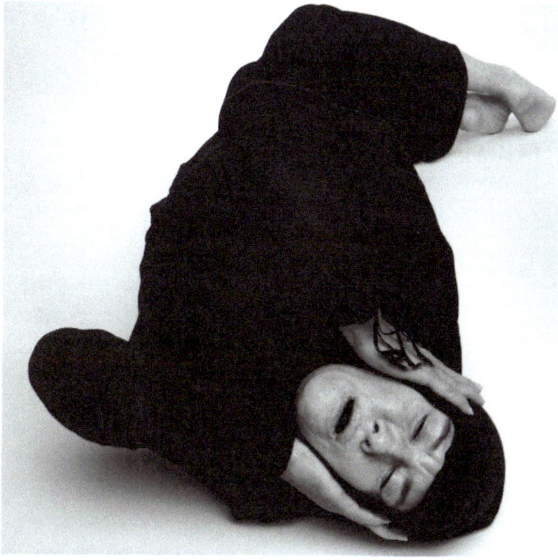

Zusatzuntersuchungen/Maßnahmen

Dissoziative Syndrome kommen häufig in Zusammenhang mit aktuellen Konfliktsituationen vor. Eine sorgfältige Abklärung (Labor, Bildgebung, neurologische Untersuchung) zum Ausschluss eventueller organischer Ursachen ist bei unklaren Fällen besonders wichtig.

Vorkommen/Differenzialdiagnose

- Treten dissoziative Symptome im Rahmen anderer psychischer Erkrankungen auf, werden sie als Symptom der Erkrankung gesehen und oft nicht gesondert diagnostiziert.
- Stellen dissoziative Symptome das Hauptbild der Erkrankung dar, werden sie als dissoziative Störung klassifiziert.
- Derealisation, Depersonalisation auch bei psychisch Gesunden in extremen Belastungssituationen, bei panischer Angst
- hirnorganische Störungen (F0)
- substanzinduzierte Störungen (F1)
- Störungen aus dem schizophrenen Formenkreis (F2)
- affektive Störungen (F3)
- Angststörungen (F40, F41), Zwangsstörungen (F42)
- posttraumatische Belastungsstörungen (F43.1)
- Persönlichkeitsstörungen (F07, F60, F61)

13 Somatoformes Syndrom

i

Einleitung/Symptome

Leitsymptom: körperliche Beschwerden, Schmerz, Krankheitsängste, Kopfdruck/Kopfschmerz, Rückenbeschwerden, Schweregefühl in den Beinen, Hitzegefühl, Frösteln etc.

Typisch für das Symptommuster:
- jahrelanges Bestehen
- häufige somatische Untersuchungen („Doctor-Shopping")
- geringe Akzeptanz eines psychosozialen Erklärungsmodells
- hypochondrische Ängste

Somatisierung: Prozess, in dem der*die Patient*in physische Symptome erlebt, bei denen psychologischer Stress eine wesentliche Rolle spielt, die der*die Patient*in jedoch hauptsächlich auf physische Ursachen zurückführt und dafür medizinische Hilfe in Anspruch nimmt.

Somatisierungsstörung (Morbus Briquet) (F45.0): polysymptomatisches Beschwerdebild, multiple Beschwerden in mehreren Organsystemen, oft schon vor dem 30. Lebensjahr beginnend.
Anhaltende Schmerzstörung (F45.4): Schmerzen stehen im Vordergrund des klinischen Beschwerdebildes: z. B. Fibromyalgiesyndrom, chronic pelvic pain, chronischer Spannungskopfschmerz.
Hypochondrie (F45.2): Körperliche Beschwerden und Ängste, eine schwere Krankheit zu haben, dominieren das Krankheitsbild. Der Versicherung des Arztes, dass hier keine körperliche Erkrankung vorliegt, kann meist nur kurz geglaubt werden. Checking-Verhalten (Selbstkontrollen, Nachfragen), um sich zu beruhigen.
Autonome somatoforme Funktionsstörung (F45.3): monosymptomatisches Beschwerdebild; die Beschwerden in einem Organsystem stehen im Vordergrund: z. B. Reizmagen, Reizdarm, Reizblase, Herzneurose, Hyperventilationssyndrom …
Neurasthenie: Erschöpfung steht im Vordergrund des klinischen Beschwerdebildes.

?

Vorschläge für Fragen

- Leiden Sie unter körperlichen Beschwerden/Schmerzen, für deren Entstehung Ihr Arzt bisher keine ausreichende Erklärung gefunden hat?
- Können Sie mir diese Beschwerden näher beschreiben?
- Seit wann bestehen diese Beschwerden? Wie alt waren Sie, als die Beschwerden erstmals auftraten?
- Sorgen Sie sich häufig, ob Sie körperlich gesund sind?
- Haben Sie Angst, dass sich hinter Ihren körperlichen Beschwerden eine schwere Krankheit verbirgt?
- Können Sie Ihrem Arzt vertrauen, wenn er bei der Durchuntersuchung keinen Hinweis auf eine körperliche Erkrankung gefunden hat?
- Haben Sie in den letzten sechs Monaten ständig oder immer wieder Schmerzen gehabt?
- Empfinden Sie häufig so starke Schmerzen, dass es Ihnen schwerfällt, sich auf etwas anderes zu konzentrieren?
- Wie stark sind Ihre Schmerzen auf einer Skala von 0 bis 10? (0 sind keine Schmerzen, 10 sind die maximalen Schmerzen, die Sie sich vorstellen können.)

Beobachtung/ äußere Erscheinung

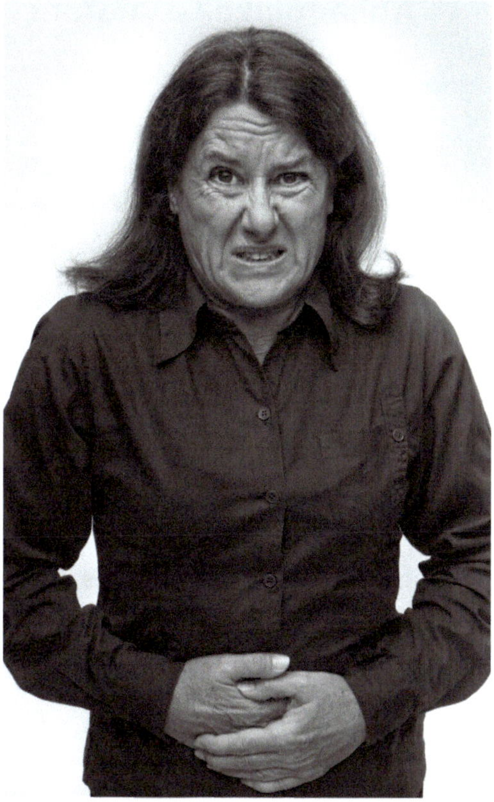

- Schmerz- und Beschwerdeäußerungen
- Schonverhalten
- expressive Symptomschilderung
- Beschreibung der Symptome mittels emotionaler Termini
- typischer Interaktionsstil, z. B. „Sie sind meine letzte Hoffnung!“
- Checking-Verhalten: häufiges Nachfragen beim Arzt, häufige Selbstuntersuchungen vor dem Spiegel; häufige Selbstkontrollen, z. B. von Blutdruck, um sich zu beruhigen
- „Doctor-Shopping“: häufiges Wechseln der Ärzte unterschiedlicher Disziplinen
- chronischer Gebrauch von Schienen und Hilfsmitteln, auch wenn diese nicht mehr indiziert sind

Zusatzuntersuchungen/Maßnahmen

Differenzialdiagnostische Abklärung zum Ausschluss körperlicher Ursachen für die Symptomatik.
Vermeidung von ständigen Untersuchungen/Doctor-Shopping/Doctor-Hopping!

Vorkommen/Differenzialdiagnose

- chronische körperliche Erkrankungen, z. B. Diabetes mellitus mit Polyneuropathie
- hirnorganische Störungen (F0), z. B. Demenz
- substanzinduzierte Störungen (F1), z. B. Alkoholismus mit Polyneuropathie
- Störungen aus dem schizophrenen Formenkreis (F2): Zoenästhesien, hypochondrischer Wahn
- affektive Störungen (F3), insbesondere Depressionen mit somatischem Syndrom (F32.x)
- Angststörungen (F40, F41), posttraumatische Störungen (F43.1), Essstörungen (F50)
- somatoforme Störungen (F45)
- Schlafstörungen: nichtorganische (F51) und organische Schlafstörungen
- Persönlichkeitsstörungen (F07, F60, F61): Borderline-Persönlichkeitsstörung

14 Abhängigkeitssyndrom

i

Einleitung/Symptome

Das **Abhängigkeitssyndrom im ICD-10** geht über die psychische Abhängigkeit, körperliche Abhängigkeit und den schädlichen Gebrauch hinaus. Es kann als eine Kombination dieser drei Dimensionen verstanden werden. Es müssen mindestens drei der unten angeführten Unterpunkte im letzten Jahr erfüllt sein, um ein Abhängigkeitssyndrom diagnostizieren zu können.

Psychische Abhängigkeit: Verlangen nach der Substanz (Craving), Kontrollverlust über Substanzgebrauch
Körperliche Abhängigkeit: Toleranzentwicklung, Entzugssymptome
Schädlicher Gebrauch: körperliche Schädigung, Schädigungen im psychosozialen Bereich (psychosoziale Funktionseinschränkung)

Die Störungen durch psychotrope Substanzen im ICD-10 sind nach zwei Kategorien unterteilt: *nach den Substanzen* und *nach klinischen Erscheinungsbildern*:

- **Psychische und Verhaltensstörung durch psychotrope Substanzen (Einteilung nach Substanzen):** Alkohol, Opioide, Cannabinoide, Sedativa oder Hypnotika, Kokain, Stimulantien einschließlich Koffein, Halluzinogene, Tabak, flüchtige Lösungsmittel
- **Psychische und Verhaltensstörung durch psychotrope Substanzen (Einteilung nach klinischen Erscheinungsbildern):** akute Intoxikation, schädlicher Gebrauch, Abhängigkeitssyndrom, Entzugssyndrom, Entzugssyndrom mit Delir, psychotische Störung, amnestisches Syndrom, Restzustand oder verzögert auftretende psychotische Störung
- **Polytoxikomanie:** mindestens drei Substanzen (exkl. Koffein, Nikotin) über zwölf Monate

?

Vorschläge für Fragen

Alkohol:

- Haben Sie in Ihrem Leben jemals über eine längere Zeit mehr als fünf Gläser Alkohol an einem Tag getrunken?
- Gab es einmal eine Zeit in Ihrem Leben, in der der Alkohol zu einem Problem geworden ist?
- Können Sie mir Ihre Trinkgewohnheiten beschreiben?

Drogen:

- Haben Sie jemals regelmäßig Drogen genommen?
- Nehmen Sie Drogen?
- Haben Sie jemals Drogen genommen, um sich besser zu fühlen, Gewicht zu verlieren oder um besser schlafen zu können?

Nikotin:

- Haben Sie jemals über längere Zeit Nikotin/Zigaretten geraucht? Rauchen Sie?

Medikamente:

- Haben Sie sich jemals von einem ärztlich verschriebenen Medikament abhängig gefühlt oder nahmen Sie mehr davon ein, als Ihnen verschrieben wurde (z. B. Beruhigungsmittel, Schmerzmittel)?

Beobachtung/ äußere Erscheinung

Alkohol:
- Foetor ex ore (Geruch aus dem Mund)
- Palmarerythem (gerötete Handflächen)
- Spider Naevi (spinnenartige Hautflecken)
- motorische Unsicherheit

Nikotin:
- vorgealterte Haut
- verfärbte Finger
- chronischer Husten/COPD (chronisch obstruktive Lungenerkrankung)

Opiate:
- enge Pupillen
- Einstichstellen
- Infektionen, Phlegmone (bakterielle Infektion des Bindegewebes) bei i. v.-Drogenkonsum

Kokain:
- erweiterte Pupillen
- Nasenscheidewanddefekt
- Harnverhalten

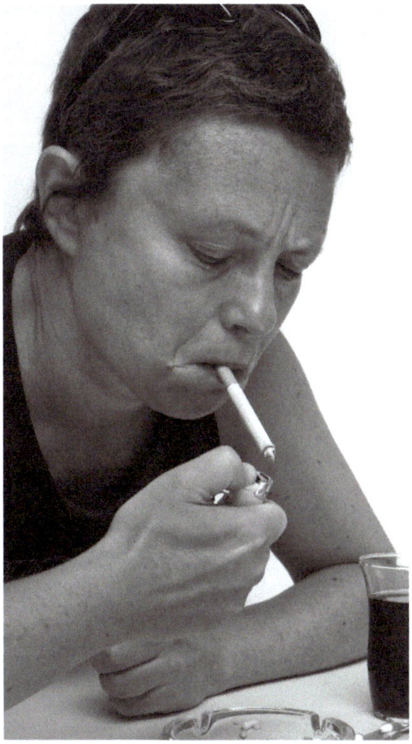

Zusatzuntersuchungen/Maßnahmen

Patient*innen können das Ausmaß der Substanzaufnahme bagatellisieren und verzerrt angeben. Beachtung von Außenanamnese, Möglichkeiten auf Laborparameter (MCV, GGT, CDT), Drogenharn.

Vorkommen/Differenzialdiagnose

Körperliche Krankheiten:
- **körperliche Sekundärschäden durch Alkohol:** Gastritis, Leberschäden, Kardiomyopathie, Polyneuropathie ...
- **Durchblutungsstörungen durch Kokain:** Insult, Herzinfarkt
- **Obstipation** durch Opiate
- **chronisch obstruktive Lungenerkrankung:** als Folge von Nikotinrauchen
- **Infektionserkrankungen:** als Folge von intravenösem Drogenkonsum

Psychische Störungen (als Auslöser von Substanzabhängigkeit oder deren Folge):
- **demenzielle Zustandsbilder: Residualsyndrome durch Alkohol** wie Alkoholdemenz, Korsakow-Syndrom (F10.6)
- **psychotische Symptome:** als Folge von Substanzeinnahme: Halluzinogene, Kokain, pathologischer Rausch, Alkoholparanoia, Wahnsyndrome bei Cannabiskonsum ... (F1x.5)
- **depressives Syndrom:** als Folge von Alkohol, Kokain etc. oder als **sekundärer Alkoholismus**, bei welchem Alkohol zur Bewältigung von Angststörungen oder Depressionen getrunken wird
- **manisches Syndrom:** als Folge von Kokaineinnahme

15 Suizidalität

i

Einleitung/Symptome

Suizidalität umfasst Suizidgedanken und Suizidhandlungen, Todeswünsche, Suizidpläne bis hin zu Vorbereitungen zur Selbsttötung, Selbsttötungsversuche und parasuizidale Handlungen.

Suizidale Entwicklung nach Pöldinger (1968)

- **Stadium der Erwägung:** Hier spielen Aggressionshemmung und soziale Isolierung eine Rolle. Suggestive Momente (Vorbildwirkung) können Suizide in der Familie, Freundeskreis, Umgebung (Pressemeldung, Literatur, Internet ...) haben. Der Suizid wird als mögliche Problem- oder Konfliktlösung gesehen.
- **Stadium der Ambivalenz:** Hier kommt es zur Kontaktsuche und zu direkten und indirekten Suizidankündigungen (Andeutungen, Drohungen, Voraussagen). Die Hilferufe sind als Ventilfunktion zu verstehen. Die Appelle sind unbedingt ernst zu nehmen!
- **Stadium des Entschlusses:** Durch Vorbereitungshandlungen können Patient*innen wieder ruhig und erleichtert wirken („Ruhe vor dem Sturm"). Hier sollte unbedingt gefragt werden, warum der*die Patient*in jetzt weiterleben will!

Suizidankündigungen und Suizidversuche sind als Hilferufe ernst zu nehmen. Der*die Patient*in zeigt damit, dass er*sie zurzeit mit den eigenen Copingstrategien nicht mehr weiterkommt.

?

Vorschläge für Fragen

Einschätzung der Suizidalität:

- Haben Sie in letzter Zeit Gedanken gehabt, dass es besser wäre, nicht mehr zu leben (Lebensüberdruss)?
- Haben Sie daran gedacht, sich das Leben zu nehmen (Suizidgedanken)?
- Denken Sie bewusst an Selbstmord oder drängen sich Ihnen diese Gedanken auf?
- Haben Sie geplant, sich das Leben zu nehmen (konkrete Selbstmordabsichten)?
- Wie würden Sie sich das Leben nehmen? Haben Sie schon Vorbereitungen getroffen?
- Haben Sie über Ihre Selbstmordabsichten schon mit jemandem gesprochen (Suizidankündigungen)?
- Haben sich Ihre Situation, Ihre Interessen oder Ihre zwischenmenschlichen Beziehungen gegenüber früher eingeengt (Einengung)?
- Gibt es in der Herkunftsfamilie (Großeltern, Eltern, Onkel, Tanten, Geschwister) jemanden, der einen Selbstmordversuch oder einen Selbstmord begangen hat?
- Haben Sie versucht, sich das Leben zu nehmen (Selbstmordversuch)?

Nach dem Suizidversuch bzw. nach der Suizidankündigung:

- Haben Sie früher schon einmal versucht, sich das Leben zu nehmen?
- Sind Sie froh, dass Sie Ihren Selbstmordversuch überlebt haben?
- Was hält Sie am Leben?
- Warum wollen Sie jetzt weiterleben?

Beobachtung/ äußere Erscheinung

Körperliche Symptome:
- Narben, z. B. im Handgelenksbereich

Psychopathologische Symptome:
- herabgesetzte Affizierbarkeit
- Affektstarre

Verhalten:
- Suizidvorbereitungen, z. B. Sammeln von Tabletten

Präsuizidales Syndrom nach Ringel (1969)
1. **Einengung:** situativ, dynamisch, in zwischenmenschlichen Beziehungen und der Wertewelt
2. **Aggressionsumkehr:** fehlende Aggressionsabfuhr, Wendung der Aggression gegen sich selbst
3. **Suizidfantasien:** zunächst aktiv heraufbeschworen, dann sich passiv aufdrängend

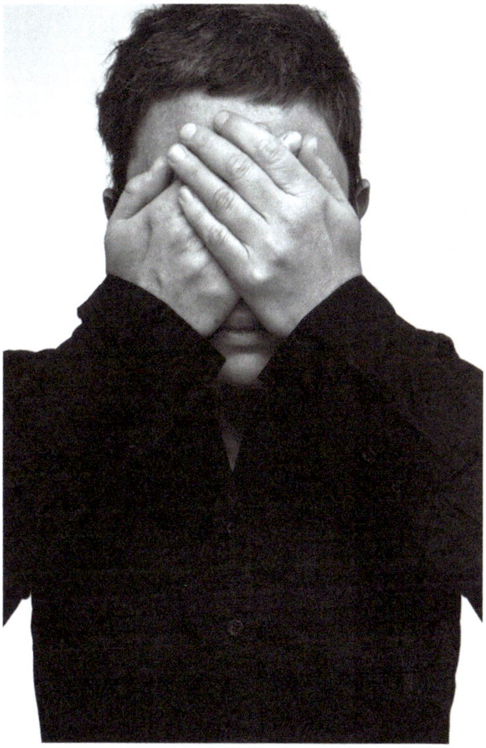

Zusatzuntersuchungen/Maßnahmen

Nicht die nosologische Zuordnung, sondern der gesteigerte Antrieb (siehe dazu auch „Störungen des Antriebs und der Psychomotorik", „Aggressivität/Erregungszustand") ist beim suizidalen Syndrom entscheidend. Wichtige Punkte zur Risikoabschätzung: (1) Risikogruppe, (2) Krisenanlass, (3) suizidale Entwicklung und (4) präsuizidales Syndrom.

Vorkommen/Differenzialdiagnose

- affektive Störungen (F3): Depression, besonders agitierte Depression, dysphorische Manie
- organisches Psychosyndrom (F0): im Delir-, Durchgangssyndrom mit depressivem Zustandsbild, Bilanzsuizid
- substanzinduzierte Störungen (F1): Alkohol-, Drogen-, Medikamentenprobleme (besonders gefährdet sind Patient*innen mit Polytoxikomanie, Cannabis- und Alkoholabhängigkeit)
- schizophrene Störungen (F2): Bilanzsuizid
- Essstörungen (F50): Anorexia nervosa, Bulimia nervosa
- Persönlichkeitsstörungen (F07, F60, F61)
- neurotische, Belastungs- und somatoforme Störungen (F4): Patient*innen in Krisensituationen
- Verhaltens- und emotionale Störungen in Kindheit und Jugend (F9)

16 Aggressivität/Erregungszustand

i

Einleitung/Symptome

Der Begriff *„Aggressivität“* verlässt die Ebene der beschreibenden Psychopathologie, da damit ein komplexes Verhalten gemeint ist. Es handelt sich um eine Befundinterpretation. Aggressivität ist die Bereitschaft bzw. Gestimmtheit zu Aggressionen, wobei man unter Fremdaggression einen drohenden oder tatsächlichen verbalen oder tätlichen Angriff auf Lebewesen oder Dinge und unter Selbstaggression die gegen sich selbst gerichtete Aggression versteht.
Erregungszustände kommen bei einer Vielzahl von unterschiedlichen psychischen Störungen vor und zeigen als Leitsymptome psychomotorische Unruhe, verbale Aggressivität sowie Angst- und Spannungszustände.

- **Selbstaggression:** *Verdeckte* Autoaggression zeigt sich in Selbstvernachlässigung hinsichtlich Körperpflege oder Nahrungszufuhr, im Umgang mit Medikamenten oder durch andere gesundheitsgefährdende Verhaltensweisen. *Offene* Selbstaggression führt zu konkreten Selbstschädigungen, wie dem Schlagen des eigenen Kopfes gegen eine Wand, dem Sich-Schneiden und -Ritzen mit scharfen Gegenständen, Selbstverstümmelungen, selbst zugefügten Vergiftungen oder exzessivem Fasten. Der vollendete Suizid ist die konkreteste und direkteste Art der Selbstschädigung (siehe Kapitel „Suizidalität“, S. 78).
- **Fremdaggression:** Fremdaggressive Verhaltensweisen zeigen sich zunächst durch reizbare Verstimmungen (Dysphorie), Affektlabilität, Misstrauen, Angst, Erregung oder Spannungszustände. Aggression äußert sich verbal durch Schreien, Beschimpfungen, Beleidigungen, aber auch subtiler durch Drohungen, Sarkasmus, Ironie und in Form von unberechtigten Vorwürfen und Kritik. Im Verhalten kann es zum Beschädigen und Zerstören von Gegenständen bis hin zu unkontrollierten Wutausbrüchen mit Gewalthandlungen gegen andere kommen, wie Schlagen, mit den Füßen Treten, Boxen, Beißen, Einsatz von Waffen bis hin zu Tötungsdelikten.
- **Erregungszustand:** Ein Erregungszustand beinhaltet meist Selbst- und/oder fremdaggressives Verhalten und ist gekennzeichnet durch innere Angst- und Spannungszustände, durch vegetative Symptome wie Kurzatmigkeit, Schwitzen oder Tachykardie und durch psychomotorische Unruhe.

?

Vorschläge für Fragen

Selbstaggression:

- Haben Sie sich in letzter Zeit Verletzungen durch Schneiden oder Verbrennungen zugefügt?
- Gibt es Situationen, in denen Sie einen Spannungszustand nur durch Selbstverletzungen beenden können?
- Fasten Sie häufig?
- Kam es zuletzt zu Trinkexzessen, wobei es Ihnen egal war, was mit Ihnen dann passiert?

Fremdaggression:

- Geraten Sie häufig in Streit mit anderen Menschen?
- Haben Sie in letzter Zeit mehr geschimpft, was sonst nicht üblich für Sie ist?
- Kamen Sie schon einmal wegen Sachbeschädigungen, Schlägereien etc. mit dem Gesetz in Konflikt? Sind Sie vorbestraft?

Beobachtung/ äußere Erscheinung

- Narben, Schnittverletzungen oder Verbrennungen (Patient*innen mit selbstaggressiven Tendenzen)
- Abmagerungen bis Kachexie (bei exzessivem Fasten)
- Zusammenbeißen der Zähne, Ballen der Faust
- verkrampfte Körperhaltung (Ausdruck von drohender Aggressivität)
- drohende Körperhaltung oder aggressiver und hasserfüllter Blick (Ausdruck für einen unmittelbar bevorstehenden Aggressionsdurchbruch)
- Alkoholgeruch aus dem Mund, Kurzatmigkeit, Schwitzen oder Gesichtsröte

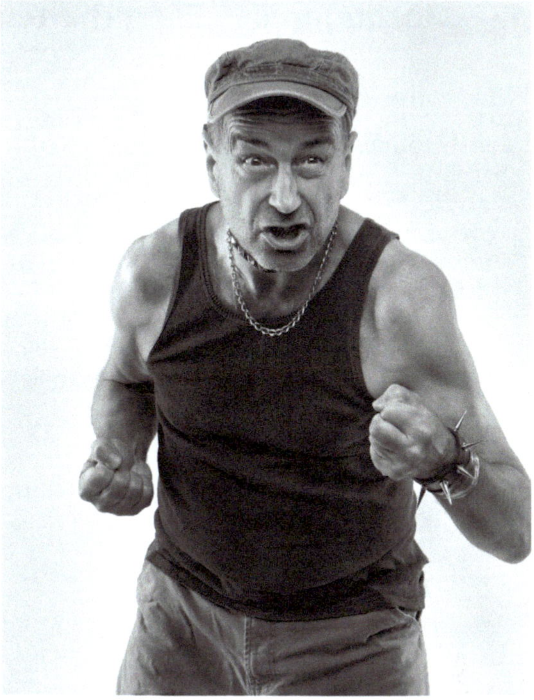

Zusatzuntersuchungen/Maßnahmen

Deeskalierende Maßnahmen wie distanziertes, aber zugewandtes Auftreten; Beschimpfungen auf keinen Fall persönlich nehmen. Talk-down. Sich inhaltlich nicht mit dem*der Patienten*in auseinandersetzen. Erregungszustände sind häufig ein Notfall und erfordern Mobilisierung von Personal, Sicherheitsbeamten oder Polizei. Neben Selbstschutz ist das Ziel, eine Kontrolle über das Verhalten des*r Patienten*in zu erlangen, damit Untersuchungen (v. a. Alkohol- und Drogenscreening) durchgeführt werden können und Selbst- oder Fremdgefährdung verhindert wird.

Vorkommen/Differenzialdiagnose

- Demenz mit Verhaltensauffälligkeiten (F00–F03) (u. a. frontotemporale Demenz)
- beim Delir (F05) (akute Verwirrtheit) jedweder Genese
- im Rahmen von Alkohol- oder Drogenintoxikation (F1x.0)
- bei akuten Psychosen (Manie (F30), schizoaffektive Störung (F25), Schizophrenie (F20))
- bei depressiven Störungen (F32, F33, F34.1, F31.3–5) als Ausdruck einer parasuizidalen Handlung
- bei akuten Belastungsreaktionen (F43.0)
- bei der Borderline-Persönlichkeitsstörung (F60.31) (auch zur Spannungsabfuhr) und Fremdaggression bei der dissozialen Persönlichkeitsstörung (F60.2)
- bei Anorexia nervosa, z. B. durch exzessives Fasten (F50.0–1)
- bei artifiziellen Störungen (Münchhausen-Syndrom) und bei Intelligenzminderung (F7)

17 Störungen des Essverhaltens – Anorexie/Bulimie

i

Einleitung/Symptome

Leitsymptom: Anorexie, Binge-Purging-Verhalten, zwanghaftes Essen/Essanfälle

- **Anorexia nervosa:** Untergewicht: Body-Mass-Index < 17,5 kg/m^2, Körperschemastörung: trotz Untergewicht Angst, zu dick zu sein bzw. zuzunehmen, Amenorrhoe, unterscheide: restriktiver Typ – Binge-Purging-Typ
- **Bulimisches Verhalten:** wiederkehrende Episoden von Essanfällen (mindestens zwei pro Woche über drei Monate), Kontrollverlust über das Essverhalten, unangemessene Kompensationsversuche: selbst herbeigeführtes Erbrechen, Missbrauch von Laxantien, Diuretika oder anderen Medikamenten, Fasten oder übermäßiger Sport
- **Binge Eating Disorder:** zwanghafte Essanfälle bis zu unangenehmem Völlegefühl; allein, nach dem Essanfall Schuldgefühle, Minderwertigkeitsgefühle (mindestens an zwei Tagen pro Woche über sechs Monate)
- **Binge-Purging-Verhalten:** ist typisch für die Bulimia nervosa, kann jedoch auch bei Anorexia nervosa vorkommen

?

Vorschläge für Fragen

- Kommt es öfter vor, dass andere Menschen sagen, dass Sie zu dünn sind?
- Haben Sie eine starke Angst davor, dick zu werden?
- Als Sie so wenig Gewicht hatten, fühlten Sie sich dabei immer noch zu dick?
- Wie haben Sie Ihr Gewicht so niedrig gehalten? (restriktiver Typus vs. Binge-Typus)
- Als Sie so dünn waren: Ist Ihre Menstruation ausgeblieben?
- Müssen Sie so dünn sein, um sich wohlzufühlen?
- Haben Sie jemals Essanfälle gehabt, bei denen Sie das Essverhalten nicht mehr kontrollieren konnten?
- Wie oft haben Sie diese Essanfälle?
- Müssen Sie öfter erbrechen?
- Nach einem Essanfall: Ergreifen Sie Gegenmaßnahmen, wie Erbrechen, Einnehmen von Abführmitteln, um nicht zuzunehmen?
- Bemühen Sie sich, Ihr Körpergewicht unter einer bestimmten Grenze zu halten?
- Hängt das Wohlbefinden stark von Ihrem Gewicht oder Ihrer Figur ab?

Beobachtung/ äußere Erscheinung

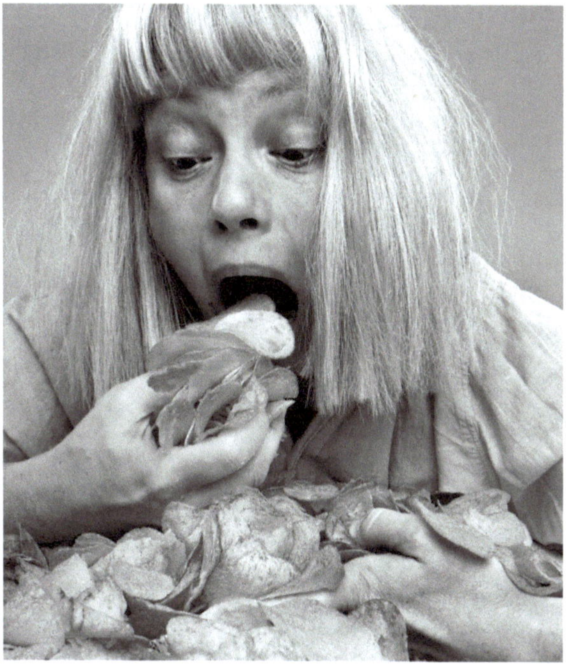

Anorexie:
- Untergewicht: BMI < 17,5 kg/m^2
- Lanugobehaarung
- mehrere Kleiderschichten
- Akrodermatitis

Binge-Purging-Verhalten:
- Essanfälle

- geschwollene Parotiden
- Zahnschmelzschäden
- Hautaffektion am Handrücken (Russell-Zeichen)
- Rhagaden

Binge Eating Disorder:
- Gewichtszunahme

Zusatzuntersuchungen/Maßnahmen

Untergewicht wird von Patient*innen häufig bagatellisiert. BMI < 14,2 kg/m^2. Psychotherapiefähigkeit eingeschränkt. BMI < 13,2 kg/m^2: Sondengewicht! Elektrolytentgleisungen, CK-Erhöhungen, Eiweißmangel.

Vorkommen/Differenzialdiagnose

Untergewicht:
- Tumorerkrankungen (z.B. Lymphome, Leukämien, Karzinome ...)
- endokrinologische Erkrankungen (z.B. Diabetes mellitus, Hyperthyreose, Nebenniereninsuffizienz)
- gastrointestinale Erkrankungen (z.B. Sprue, zystische Fibrose, Ösophagusstenose, Morbus Crohn, Colitis ulcerosa, Durchblutungsstörungen im Bereich der A. mesenterica superior)
- infektiöse Erkrankungen (z.B. HIV, Tuberkulose, Parasitosen, systemische Pilzerkrankungen)
- psychiatrische Erkrankungen (z.B. Schizophrenie (F20), Depression (F32, F33, F34.1, F31.3–5), Angststörung (F40, F41), Zwangsstörung (F42))

Erbrechen und Essanfälle:
- Hirntumore (insbesondere hypothalamische Tumore)
- endokrinologische Erkrankungen (Diabetes mellitus, Schwangerschaftserbrechen)
- gastrointestinale Erkrankungen (Magen- oder Duodenalulcera, chronische Pankreatitis, intestinale Parasitosen, Sklerodermie oder andere Bindegewebsstörungen)
- Essstörungen (F50)

18 Schlafstörungen und andere Biorhythmusstörungen

i

Einleitung/Symptome

Der Schlaf hat eine wichtige homöostatische Funktion, sowohl für die körperliche wie auch für die psychische Ebene. Schlafstörungen kommen demnach bei vielen psychischen Störungen vor. Es gibt organische und nichtorganische Schlafstörungen.

Der Schlaf-Wach-Rhythmus ist ein wichtiger Biorhythmus. Daneben gibt es auch eine Reihe von Biorhythmen, die bei psychischen Störungen verändert sein können: Tagesschwankungen (z. B. Morgenpessimum), Störungen der Periode (prämenstruelles Syndrom).

Dyssomnien

- **Insomnie:** Bei Insomnie ist die Schlafdauer und/oder Schlafqualität vermindert.
- **Hypersomnie:** Bei Hypersomnie kommt es zu einer exzessiven Schläfrigkeit während des Tages, die nicht durch eine mangelnde Schlafdauer erklärbar ist.
- **Einschlafstörungen:** Verlängerung der Zeit bis zum Einschlafen
- **Durchschlafstörungen:** Der*die Patient*in wacht mehrmals wieder auf und braucht länger als eine halbe Stunde, um wieder einzuschlafen.
- **Früherwachen:** vorzeitiger Aufwachzeitpunkt, ohne wieder einschlafen zu können
- **Müdigkeit:** Gefühl der verminderten Wachheit und damit verbundene Abnahme der Frische bis zur Einschlafneigung

Parasomnien: Albträume, Pavor nocturnus, Schlafwandeln (Somnambulismus), Bruxismus

Tag-Nacht-Umkehr: Schlaf wird zunehmend in den Tag verlegt
Morgenpessimum: regelhaftes morgendliches Schlechterfühlen im Vergleich zu anderen Tageszeiten

?

Vorschläge für Fragen

Schlafstörungen:

- Wie zufrieden sind Sie mit Ihren Schlafgewohnheiten?
- Können Sie mir Ihre Schlafprobleme näher beschreiben?
- Wie häufig treten die Schlafprobleme innerhalb einer Woche auf?
- Seit wann bestehen die Schlafstörungen?
- Sind Sie auch tagsüber beeinträchtigt (z. B. nervös, erschöpft, unkonzentriert)?
- Haben Sie Schwierigkeiten einzuschlafen?
- Haben Sie Schwierigkeiten durchzuschlafen?
- Wenn Sie aufwachen: Wie lange dauert es, bis Sie wieder einschlafen können?
- Wann wachen Sie am Morgen auf?
- Hatten Sie jemals Probleme, sich tagsüber wach zu halten bzw. nicken Sie oft ein?
- Hatten Sie tagsüber plötzliche Schlafattacken?
- Wenn Sie im Bett liegen, bekommen Sie unangenehme Empfindungen in den Beinen, die durch Bewegung besser werden?
- Haben Sie Albträume?

Tagesschwankungen:

- Wann sind im Laufe des Tages Ihre Beschwerden am stärksten ausgeprägt?

Beobachtung/ äußere Erscheinung

- müder bzw. erschöpfter Gesamteindruck
- häufiges Gähnen
- plötzliches Einnicken
- Bruxismus: typische abgeschliffene Zähne

Beobachtung durch Angehörige (im Rahmen der Außenanamnese erhebbar):

- nächtliche Angstzustände (Pavor nocturnus)
- Schlafwandeln (Somnambulismus)
- Schnarchen
- nächtliche Atempausen (Apnoe-Phasen)

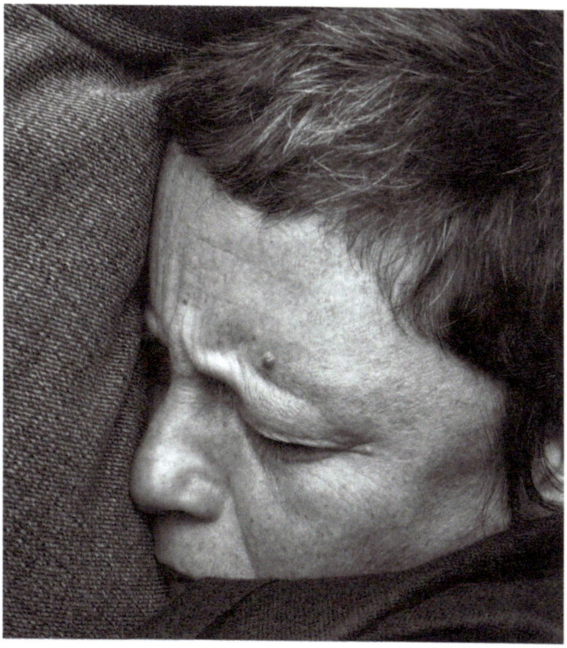

Zusatzuntersuchungen/Maßnahmen

Wenn es durch Anamnese und klinische Untersuchung zu keiner klaren Diagnose kommt bzw. bei therapierefraktären Schlafstörungen kann eine **Polysomnografie in einem Schlaflabor** durchgeführt werden.

Vorkommen/Differenzialdiagnose

- körperliche Erkrankungen: Adipositas, Herzinsuffizienz, Diabetes mellitus …
- organische Insomnien: Schlaf-Apnoe-Syndrom, Restless Legs Syndrom, Narkolepsie …
- hirnorganische Störungen (F0): Demenz, Delirium
- substanzinduzierte Schlafstörungen (F1): Alkohol, Nikotin, Koffein …
- Schlafstörungen bei Störungen aus dem schizophrenen Formenkreis (F2), insbesondere Tag-Nacht-Umkehr
- Schlafstörungen bei affektiven Störungen (F3)
- Schlafstörungen bei Angststörungen (F40, F41)
- Schlafstörungen bei posttraumatischen Störungen (F43.1), z. B. Albträume
- Schlafstörungen bei somatoformen Störungen (F45)
- isolierte Schlafstörungen (F51)

19 Störung des Sexualverhaltens

i

Einleitung/Symptome

Bei den Störungen des Sexualverhaltens können die **sexuellen Funktionsstörungen (F52)**, die **Störungen der Sexualpräferenz (Paraphilien) (F65)** und die **Störungen der Geschlechtsidentität (F64)** unterschieden werden.

Sexuelle Funktionsstörungen (F52), die nicht durch eine organische Störung oder Krankheit verursacht werden: Sexuelle Funktionsstörungen beeinträchtigen den Vollzug des Geschlechtsverkehrs. Die Betroffenen können ihre sexuelle Beziehung nicht so gestalten, wie sie das möchten. Die Funktionsstörung tritt häufig auf, kann aber in einigen Situationen auch fehlen. Das Bestehen der Funktionsstörung geht über sechs Monate hinaus und ist nicht auf eine körperliche oder psychiatrische Störung zurückzuführen, z. B.: Mangel oder Verlust von sexuellem Verlangen, sexuelle Aversion und mangelnde sexuelle Befriedigung, Versagen genitaler Reaktionen (Impotenz, Lubrifikationsstörung), Orgasmusstörung, Ejaculatio praecox, nichtorganischer Vaginismus, nichtorganische Dyspareunie, gesteigertes sexuelles Verlangen (Hypersexualität).

Störungen der Sexualpräferenz/Paraphilien (F65): Bei den Paraphilien/Störungen der Sexualpräferenz kommt es durch die ungewöhnlichen sexuellen Impulse zur Beziehungsstörung. Wiederholt auftretende Fantasien und sexuelle Impulse, die sich auf ungewöhnliche Gegenstände oder Aktivitäten beziehen und nach denen auch entsprechend gehandelt wird, z. B. Fetischismus, fetischistischer Transvestitismus, Exhibitionismus, Voyeurismus, Pädophilie, Sadomasochismus.

Störungen der Geschlechtsidentität (F64): Bei den Störungen der Geschlechtsidentität kann das biologische Geschlecht nicht angenommen werden. Die Betroffenen haben den Wunsch, als Angehörige des anderen Geschlechts zu leben und als solche akzeptiert zu werden. Beim **Transsexualismus** gibt es Bestrebungen, durch hormonelle und chirurgische Behandlungen das Erscheinungsbild dem bevorzugten Geschlecht anzugleichen. Beim **Transvestitismus** wird nur vorübergehend das Rollenbild des anderen Geschlechts angenommen (Cross-Dressing).

?

Vorschläge für Fragen

- Wie zufrieden sind Sie mit Ihrer Sexualität?
- Haben Sie eine zufriedenstellende sexuelle Beziehung?
- Wie erleben Sie Ihre Sexualität bei der Selbstbefriedigung?
- Haben Sie sexuelle Probleme?
- Können Sie mir Ihre sexuellen Probleme näher beschreiben?
- Haben Sie keine Lust auf Sex mit dem Partner bzw. der Partnerin?
- Haben Sie Probleme/Schmerzen beim Sexualverkehr?
- Haben Sie Probleme mit dem Orgasmus (zu früh/zu spät/gar nicht)?
- Hat das sexuelle Problem schon von Anfang an bestanden oder ist es in der Partnerschaft erstmals aufgetreten?
- Seit wann besteht das sexuelle Problem?
- Worauf führen Sie Ihre sexuellen Probleme zurück (Partnerschaft, Erkrankung, Medikation)?

Beobachtung/ äußere Erscheinung

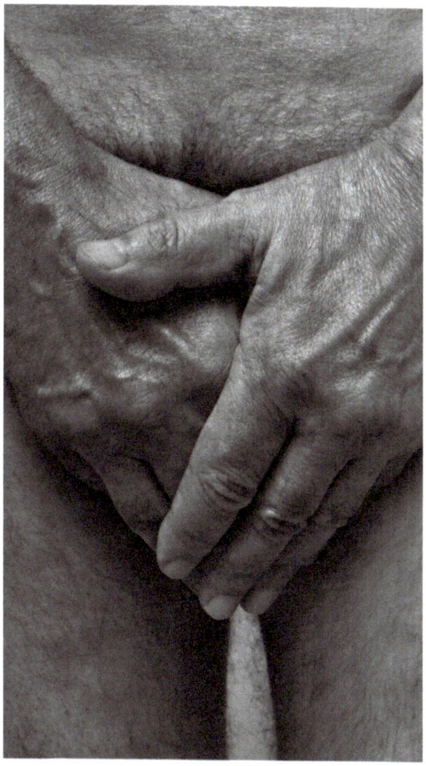

Bei der Beschreibung des Sexualverhaltens treten häufig Hemmungen auf, sodass es besonders wichtig ist, auch die nonverbalen Mitteilungen des*r Patienten*in zu beachten.

Sexuelle Funktionsstörungen:
Beschreibung der sexuellen Funktionen durch Patient*innen,
z. B. morgendliche Erektion, Lubrifikation, Schmerzen/negative Empfindungen beim Sexualakt, Orgasmusstörungen

Störungen der Sexualpräferenz:
Beschreibung des Sexualverhaltens,
Beschreibung von Masturbationsfantasien

Außenanamnese/Partneranamnese

Transsexualität
- entsprechende Kleidung
- Folgen von Hormontherapien:
  Mann zu Frau: Brüste
  Frau zu Mann: Bartwuchs

Zusatzuntersuchungen/Maßnahmen

Ausschluss körperlicher Ursachen für die sexuelle Funktionsstörung durch hormonellen Status, gynäkologische bzw. urologische Durchuntersuchung.
Medikamentenanamnese zum Ausschluss von medikamentösen Ursachen für die sexuelle Funktionsstörung.

Vorkommen/Differenzialdiagnose

- körperliche Erkrankungen: organisch bedingte sexuelle Funktionsstörungen, z. B. bei Diabetes mellitus, Gefäßerkrankungen
- Folge von Medikation: mangelnde Libido, Potenz bei Antidepressiva, Antipsychotika, Beta-Blockern ...; gesteigertes sexuelles Verlangen bei Dopaminagonisten
- hirnorganische Störungen (F0): sexuelle Enthemmung bei frontotemporalen Demenzen
- sexuelle Funktionsstörungen in Zusammenhang mit Alkoholabhängigkeit (F10.2)
- sexuelle Funktionsstörungen/Beziehungsstörungen bei Psychosen (F2)
- sexuelle Funktionsstörungen bei affektiven Störungen (F3), Angststörungen (F40, F41)
- sexuelle Störungen als Folge von Traumatisierungen, Missbrauchserleben, bei posttraumatischen Belastungsstörungen (F43.1), Persönlichkeitsstörungen (F60, F61) ...
- sexuelle Störungen bei Essstörungen (F50)

III. Fallvignetten

Fallvignette 1

Bewusstseinsveränderung/Delir

Anamnese

A

Ins Krankenhaus wird ein bis dahin psychisch unauffälliger 85-jähriger Mann eingeliefert, weil er unmittelbar davor beim Spaziergang aus unbekannten Gründen gestürzt ist. Auf der neurologischen Abteilung zeigt sich – bis auf eine Polyneuropathie, einen Harnwegsinfekt und einen Zustand nach Myokardinfarkt vor zwei Jahren – ein unauffälliger somatischer und psychischer Befund. Drogen- und Alkoholkonsum werden verneint. Der Patient wird zur Beobachtung aufgenommen und erhält ein Antibiotikum. In der Nacht fällt der Patient dem Personal reizbar und unruhig auf. Er gibt an, nicht schlafen zu können. Am nächsten Tag ist er örtlich und zeitlich desorientiert. Er meint, sich in einem fremden Land, und zwar in einem Opernhaus zu befinden, und beklagt sich, dass er die Tenorrolle einnehmen müsse, obwohl er keine Gesangsausbildung habe. Den Abteilungsleiter verkennt er als Dirigenten und meint weiters, dass man ihm ein Spiel vorgaukle. Er zeigt eine Störung des Bewusstseins, ist hochgradig ablenkbar, dysphorisch und psychomotorisch unruhig. Er beschuldigt die Krankenschwestern, dass sie den Krankenhausboden eingeseift hätten, damit er ausrutsche. Aufgrund der schwierigen Situation, den Patienten in der neurologischen Abteilung zu betreuen, wird der psychiatrische Konsiliararzt gerufen.

Leitfragen zur Fallvignette

?

1. Welche psychopathologischen Symptome sind in dieser Fallvignette erkennbar?
2. Welche syndromale Verdachtsdiagnose stellen Sie?
3. Welche Differenzialdiagnosen kommen in Frage? (ein bis zwei richtige)
   a) paranoide Schizophrenie (F20.0)
   b) akute Psychose (F23.9)
   c) Demenz (F03)
   d) Delir ohne Demenz (F05.0)
   e) Delir bei Demenz (F05.1)
4. Welche Zusatzuntersuchungen und Maßnahmen sind notwendig?

Informationen zur Fallvignette

i

Das Delir ist ein ätiologisch unspezifisches Syndrom und charakterisiert durch eine Bewusstseinsstörung sowie durch die Störung der Aufmerksamkeit, der Wahrnehmung, des Denkens, des Gedächtnisses, der Psychomotorik, der Emotionalität und des Schlaf-Wach-Rhythmus. Diese vorübergehenden organisch bedingten Verwirrtheitszustände treten bei 15 % aller stationär behandelten Patient*innen auf, wobei bei älteren und multimorbiden Patient*innen die Häufigkeit zunimmt. Das rechtzeitige Erkennen der Symptomatik und die diagnostische Einordnung sind entscheidend, da jedes Delir als medizinischer Notfall mit beträchtlicher Letalität gilt.

Fallvignette 2

Kognitive Störung/Demenzielles Syndrom

A

Anamnese

Der 66-jährige Herr D. wird von seiner Frau zum Allgemeinmediziner gebracht. Die Frau berichtet von Verhaltensveränderungen ihres Mannes, welche sie nun seit zwei Jahren beobachte und zu Schwierigkeiten im gemeinsamen Leben führten. Anfangs habe Herr D. seine Schlüssel vergessen, wenn er aus dem Haus ging. Obwohl er immer gesellig war, mied er später auch Gesellschaften und zog sich zunehmend in sein Arbeitszimmer zurück. Auch sei er ohne ersichtlichen Grund ihr gegenüber feindselig geworden und er beschuldige sie neuerdings der Untreue. In den letzten Tagen konnte er sich nicht mehr adäquat kleiden und fand nach einem Spaziergang nicht mehr nach Hause. Außerdem sei er ihr gegenüber sexuell aggressiv geworden, indem er unvermittelt und gegen ihren Willen Intimitäten einforderte. Im Gespräch mit dem Arzt kann sich der Patient an diesen Vorfall nicht erinnern. Er steht dem Gesagten unbekümmert gegenüber und macht einen ratlosen Eindruck. Bei Überprüfung der Orientierung zeigt sich Herr D. desorientiert hinsichtlich Zeit und Ort, kann aber einen Teil der Fragen verstehen und ist sich bewusst, dass er eine Störung der Merkfähigkeit hat.

?

Leitfragen zur Fallvignette

1. Welche psychopathologischen Symptome sind in dieser Fallvignette erkennbar?
2. Welche syndromale Verdachtsdiagnose stellen Sie?
3. Welche Differenzialdiagnosen kommen in Frage? (ein bis zwei richtige)
   a) Delir bei Demenz (F05.1)
   b) Alzheimer-Demenz (F00.1)
   c) dissoziative Gedächtnisstörung (F44)
   d) depressive Störung (Pseudodemenz) (F3)
   e) wahnhafte Störung (F22)
4. Welche Zusatzuntersuchungen und Maßnahmen sind notwendig?

i

Informationen zur Fallvignette

Von einem demenziellen Syndrom (Demenz nach ICD-10) spricht man, wenn über einen längeren Zeitraum (mindestens sechs Monate) eine Abnahme der Gedächtnisleistung, der kognitiven Fähigkeiten (Intelligenz) und der Affektkontrolle besteht. Die Ursachen sind multifaktoriell, wobei das Risiko, an einer Demenz zu erkranken, mit dem Alter steigt. Liegen keine eindeutigen äußeren Faktoren wie Durchblutungsstörungen oder Alkoholkonsum vor, bezeichnet man diese Form als Demenz vom Alzheimer-Typ, in diesem Fall mit frühem Beginn, da die Symptomatik bereits vor dem 65. Lebensjahr auftrat. Die Behandlung mit Antidementiva ist nur in der Frühphase der Erkrankung wirkungsvoll. Aufgrund der Progredienz der Symptomatik liegt der Schwerpunkt der Maßnahmen im Bereich der Betreuung und Pflege.

Fallvignette 3

Denk- und Ich-Störungen

Anamnese

A

Eine 30-jährige allein lebende Frau wird von den psychosozialen Diensten zur stationären Behandlung auf eine psychiatrische Station eingewiesen. Frau J. erscheint ungepflegt und ist bizarr gekleidet. So stecken beispielsweise Schwanenfedern in ihren Haaren und ihre Militärjacke ist mit zahlreichen Buttons geschmückt. Im Gespräch kann sie auf die ihr gestellten Fragen nicht antworten. Sie wirkt aufgebracht, angespannt und scheint etwas mitteilen zu wollen. Auf die Frage, warum sie ins Krankenhaus gebracht wurde, antwortet sie: *„Ich sitze seit zehn Jahren in meiner Wohnung, ich hasse das Gesetz. Meine Knochen sind betroffen von Knochenveränderung. Ich war ein Storchenbein, fotografisch im Sommer, so wie Sie, eine Gazelle im Koma. Im Komamord hantiere ich mit Hirn herum, mit 20 Hirnen innerhalb eines halben Jahres. Und wenn ich die Banane esse, erscheint ein Gorilla im Hirn und bringt Leute in Wohnhäusern um.“* Symptome wie Wahrnehmungsstörungen (z. B. Halluzinationen), konkretes Wahnerleben, Suizidgedanken und Suizidabsichten können nicht exploriert werden, da die Patientin an den Fragen vorbeiredet und sich in ihren sprachlichen Ausführungen nicht stoppen lässt.

Leitfragen zur Fallvignette

?

1. Welche psychopathologischen Symptome sind in dieser Fallvignette erkennbar?
2. Welche syndromale Verdachtsdiagnose stellen Sie?
3. Welche Differenzialdiagnosen kommen in Frage? (ein bis zwei richtige)
   a) paranoide Schizophrenie (F20.0)
   b) schizophrenes Residuum (F20.5)
   c) Demenz (F03)
   d) hebephrene Schizophrenie (F20.1)
   e) Manie bei schizoaffektiver Störung (F25.0)
4. Welche Zusatzuntersuchungen und Maßnahmen sind notwendig?

Informationen zur Fallvignette

i

Die *hebephrene Schizophrenie* ist in der ICD-10 ein Subtyp der Schizophrenie und gekennzeichnet durch eine desorganisierte Sprechweise, formale Denkstörungen, eine Verflachung des Affekts sowie unberechenbares und zielloses Sozialverhalten. Die Störung entwickelt sich meist schleichend zwischen dem 15. und 25. Lebensjahr und hat eine schlechtere Prognose als andere Formen der Schizophrenie.

Fallvignette 4

Wahnhaftes Syndrom

A

Anamnese

In die psychiatrische Ambulanz kommt eine 52-jährige Frau in Begleitung ihrer beiden erwachsenen Kinder. Diese hätten Frau L. gedrängt, zur Behandlung zu kommen. Sie ist überzeugt, dass ein junger Arbeitskollege in sie verliebt sei. Obwohl der junge Mann sich „offiziell" nicht zu ihr bekenne, ist sie sich sicher, dass er verschlüsselte Liebesbotschaften an sie sende. So habe er ihr durch seine Kleidung und seine Körperhaltung seine Zuneigung gezeigt. Die Tatsache, dass er in der Arbeit mit einem rosa Hemd erscheine, beweise seine Liebe zu ihr. Außerdem ist sie der Meinung, dass er ihr Telefon heimlich abhöre, um ihr ständig nahe zu sein. Der junge Mann wandte sich schließlich an die Angehörigen von Frau L. Er betonte ihnen gegenüber, dass er niemals Absichten gegenüber Frau L. hatte, er sei glücklich verheiratet und habe Sorge, dass die Situation eskaliere. Bisher habe Frau L. seine Zurückweisungen negiert und meist nur mit einem Lächeln geantwortet, dass sich ihre Liebe bald entfalten werde. Die Patientin selbst betont während des Gesprächs, dass sie nicht „verrückt" und nur ihren Kindern zuliebe zur Konsultation erschienen sei.

?

Leitfragen zur Fallvignette

1. Welche psychopathologischen Symptome sind in dieser Fallvignette erkennbar?
2. Welche syndromale Verdachtsdiagnose stellen Sie?
3. Welche Differenzialdiagnosen kommen in Frage? (ein bis zwei richtige)
   a) paranoide Persönlichkeitsstörung (F60.0)
   b) wahnhafte Störung (F22.0)
   c) paranoide Schizophrenie (F20.0)
   d) Manie bei bipolarer affektiver Störung (F31.0)
   e) Anpassungsstörung (F43.2)
4. Welche Zusatzuntersuchungen und Maßnahmen sind notwendig?

i

Informationen zur Fallvignette

Die wahnhafte Störung – hier der Liebeswahn – ist dadurch gekennzeichnet, dass nur ein einziges Symptom auftritt, nämliche ein chronischer Wahn. Andere psychische Symptome fehlen, die Patient*innen erscheinen meist unauffällig. Das ändert sich erst, wenn sie mit ihrer Umwelt in Konflikt geraten. In diesem Beispiel ist die Patientin mit absoluter Gewissheit davon überzeugt, dass der junge Arbeitskollege in sie verliebt sei. Zu Beginn der sich langsam entwickelnden Störung stehen oft Kränkungen und Zurückweisungen, die bei entsprechender vorbestehender Persönlichkeitsstruktur und Disposition zur Ausbildung eines manifesten Wahns beitragen. In der Behandlung ist es wichtig, die Realität des*r Patienten*in zu akzeptieren und diesem*r mit neutraler Haltung gegenüberzutreten. Entängstigende Maßnahmen sind indiziert, hingegen führt der Versuch, die Wahngedanken zu widerlegen oder diese dem*r Patienten*in auszureden, meist zum Abbruch der Therapie. Der begleitende Einsatz von Medikamenten ist sinnvoll, wird jedoch oft von den Patient*innen abgelehnt.

Fallvignette 5

Halluzinatorisches Syndrom

Anamnese

A

Ein 35-jähriger alleinstehender Beamter kommt in die Sprechstunde einer psychotherapeutischen Praxis. Der äußerlich unauffällige und zurückhaltende Patient berichtet über ein Phänomen, an dem er mittlerweile mehrere Jahre leide und welches schon zweimal einen Aufenthalt in einer psychiatrischen Abteilung notwendig machte: Er sei von einer „Präsens" besetzt, die er über eine Stimme wahrnehme und die fast jeden Tag zu ihm oder über ihn spreche. Manchmal wechsle die Stimme ihre Identität, er höre dann sowohl eine männliche als auch eine weibliche Person, welche permanent seine Handlungen kommentieren und ihn beschimpfen, vorwiegend in den Abendstunden mit den Worten: „Na warte! Dir werde ich es schon zeigen. Du schlechter Mensch!" Dafür habe er bisher keine Erklärung gefunden, er vermute, dies könnte mit Telepathie oder Ähnlichem zu tun haben. Ins Spital musste er aber, weil die „Präsens" eines Tages „Macht über ihn bekam", ihn fortwährend erniedrigte und beschimpfte sowie zum Suizid aufforderte. Er schloss sich daraufhin tagelang in seiner Wohnung ein und konnte nicht mehr arbeiten gehen. Im Gespräch fällt der Patient lediglich durch eine subdepressive Stimmungslage auf. Er klagt über nur in den Abendstunden auftretende akustische Halluzinationen und eine geringe Belastbarkeit mit deutlicher Müdigkeit.

Leitfragen zur Fallvignette

?

1. Welche psychopathologischen Symptome sind in dieser Fallvignette erkennbar?
2. Welche syndromale Verdachtsdiagnose stellen Sie?
3. Welche Differenzialdiagnosen kommen in Frage? (ein bis zwei richtige)
   a) paranoide Persönlichkeitsstörung (F60.0)
   b) wahnhafte Störung (F22.0)
   c) paranoide Schizophrenie (F20.0)
   d) depressive Störung mit psychotischen Symptomen (F32.2)
   e) Anpassungsstörung (F43.2)
4. Welche Zusatzuntersuchungen und Maßnahmen sind notwendig?

Informationen zur Fallvignette

i

Die Diagnose lautet *paranoide Schizophrenie* (F20.0). Der Patient hat ein Symptom dieser Störung (die über einen längeren Zeitraum kommentierenden Stimmen), welches für die Diagnosestellung nach ICD-10 bereits ausreicht. Das Stimmenhören ist das typische Symptom, wobei es in direkter Rede, kommentierend oder dialogisierend (Stimmen, die mit dem Betroffenen oder über ihn sprechen) stattfinden kann. In diesem Fall handelt es sich um eine leichte Verlaufsform einer Schizophrenie, da zusätzlich keine Denkstörungen, kein manifester Wahn und keine psychomotorischen Auffälligkeiten vorliegen.

Fallvignette 6

Störung des Antriebs und der Psychomotorik

A

Anamnese

Eine 26-jährige Patientin kommt in Begleitung des Vaters zur Aufnahme, wobei sie Blickkontakt meidet. Die Patientin wohnt bei ihren Großeltern und ist arbeitslos. Mit dem Verlust des Arbeitsplatzes sei es noch schlechter geworden. Die Familienanamnese ergibt, dass der Vater gesund sei, die Mutter jedoch bettlägerig und dement im Pflegeheim lebe. Die Patientin würde sich im Bett ständig bewegen.

Das äußere Erscheinungsbild der Patientin wirkt gepflegt. Sie ist wach, kataton und mutistisch. Ihre Orientierung ist nicht prüfbar, da sie nicht spricht, die Aufmerksamkeit ist reduziert, die Konzentration ebenfalls. Die Patientin äußert keine Krankheitseinsicht, sie schüttelt auf die Frage, ob sie krank sei, den Kopf. Ihre Stimmung wirkt gedrückt, sie zeigt keine Affizierbarkeit und erscheint affektstarr. Laut dem Vater ist ihr Appetit vermindert.

?

Leitfragen zur Fallvignette

1. Welche psychopathologischen Symptome sind in dieser Fallvignette erkennbar?
2. Welche syndromale Verdachtsdiagnose stellen Sie?
3. Welche Differenzialdiagnosen kommen in Frage? (eine richtige)
   a) Persönlichkeitsstörung (F60)
   b) Depression (F3)
   c) Schizophrenie (F20)
   d) Trauerreaktion (43.8)
   e) organisch-katatone Störung bei Chorea Huntington (F06.1)
4. Welche Zusatzuntersuchungen und Maßnahmen sind notwendig?

i

Informationen zur Fallvignette

Die Chorea Huntington gehört zu den häufigsten monogenetischen Störungen. Sie beginnt oft mit psychiatrischen Symptomen, wie Katatonie, Zwangssyndrom, Psychose etc. In der weiteren Folge treten dann die choreatischen Bewegungsstörungen auf, bis schließlich auch ein demenzielles Zustandsbild mit ständigen Bewegungen eintritt. Die Prognose ist schlecht: Die Krankheit nimmt immer einen schweren Verlauf und führt im Durchschnitt 15 Jahre nach den ersten Symptomen zum Tod.

Fallvignette 7

Depressives Syndrom

Anamnese

A

Eine 48-jährige Patientin wird wegen progredienter Selbstmordgedanken mit depressiver Stimmung, reduziertem Antrieb, negativer Befindlichkeit, Konzentrationsstörungen, Ein- und Durchschlafstörungen bei vorbekannten depressiven Episoden in der Abteilung für Erwachsenenpsychiatrie aufgenommen. In der Anamnese finden sich keine Suizidversuche. Es finden sich auch keine hypomanischen bzw. manischen Episoden. Seit zwei Monaten hat die Patientin in Zusammenhang mit Appetitverlust fünf Kilogramm abgenommen, ohne dies intendiert zu haben. Schuldgefühle und ein verringerter Selbstwert sind ebenfalls explorierbar. Es findet sich die negative kognitive Trias (nach Beck): eine negative Sicht des Selbst, der Umwelt und der Zukunft.

Leitfragen zur Fallvignette

?

1. Welche psychopathologischen Symptome sind in dieser Fallvignette erkennbar?
2. Welche syndromale Verdachtsdiagnose stellen Sie?
3. Welche Differenzialdiagnosen kommen in Frage? (eine richtige)
   a) depressive Episode (F32.2)
   b) rezidivierende depressive Störung, gegenwärtig schwere Episode (F33.2)
   c) bipolare Störung, gegenwärtig depressive Episode (F31.4)
   d) Dysthymie (F34.1)
   e) Schizophrenie (F20)
4. Welche Zusatzuntersuchungen und Maßnahmen sind notwendig?

Informationen zur Fallvignette

i

Wichtig ist die Unterscheidung einer erstmaligen depressiven Episode von einer rezidivierenden depressiven Störung und einer bipolaren Störung. Die erstmalige depressive Episode verhält sich zur rezidivierenden Depression wie die Grippe zur Immunschwäche. Eine Grippe kann bei bestimmten Konstellationen jeder bekommen – so auch eine depressive Episode. Bei der rezidivierenden Depression besteht eine gesteigerte Empfindlichkeit, depressive Episoden zu bekommen, genauso wie bei der Immunschwäche die Empfindlichkeit, Infektionen zu bekommen, erhöht ist. Bei der bipolaren Störung ist neben der Verordnung eines Antidepressivums unbedingt eine Phasenprophylaxe notwendig.

Fallvignette 8

Manisches Syndrom

A

Anamnese

Ein Patient wird von der Polizei auf eine psychiatrische Abteilung gebracht, nachdem er mit überhöhter Geschwindigkeit im Straßenverkehr aufgefallen war. Der Patient zeigt einen starken Rededrang, eine sorglose Heiterkeit, überhöhte Selbsteinschätzung und Enthemmtheit. Er ist schon seit einigen Tagen hochaktiv, hat kaum ein Schlafbedürfnis und einen überaus gesteigerten Optimismus. Sein Duktus erscheint beschleunigt. Der Patient ist nur im positiven Skalenbereich affizierbar. In der Exploration weist er eine erhöhte Ablenkbarkeit auf sowie eine Logorrhoe. Die Anamnese ergibt eine depressive Episode.

?

Leitfragen zur Fallvignette

1. Welche psychopathologischen Symptome sind in dieser Fallvignette erkennbar?
2. Welche syndromale Verdachtsdiagnose stellen Sie?
3. Welche Differenzialdiagnosen kommen in Frage? (ein bis zwei richtige)
   a) Schizophrenie (F20)
   b) rezidivierende Depression (F33)
   c) bipolare Störung, gegenwärtig manische Episode (F31.0)
   d) Borderline-Störung (F60.3)
   e) agitierte Depression (F32)
4. Welche Zusatzuntersuchungen und Maßnahmen sind notwendig?

i

Informationen zur Fallvignette

Die bipolare Störung macht eine Einstellung auf ein Phasenprophylaktikum erforderlich.

Fallvignette 9

Angstsyndrom

Anamnese

A

Eine 35-jährige Patientin sucht wiederholt wegen Herzrasen, Schwindel, Übelkeit, Druck im Kopf, Magen- und Brustschmerzen mehrere Notfallambulanzen auf. Auch beim Hausarzt kommt es zu häufigen notfallmäßigen Konsultationen aus ähnlichen Gründen. Wiederholte somatische Abklärungen sind bislang unergiebig geblieben. Der Hausarzt überweist zu einer Psychiaterin, um die in Frage kommenden Differenzialdiagnosen außerhalb der Notfallstation zu evaluieren.

Bei der Erstkonsultation in der ambulanten Sprechstunde berichtet die Patientin, dass sie seit ca. fünf bis sechs Jahren unter derartigen Beschwerden leidet. Es zeigt sich, dass bereits einige fachärztliche Abklärungen durchgeführt worden waren, jeweils ohne Ergebnis und ohne therapeutische Empfehlung.

In der letzten Zeit war es durch die Symptomatik zunehmend zu Arbeitsausfällen gekommen. Befragt zu ihrer Befindlichkeit berichtet die Patientin, dass sie sich häufig Sorgen mache um ihre Kinder, ihre Zukunft und vieles andere mehr.

Leitfragen zur Fallvignette

?

1. Welche psychopathologischen Symptome sind in dieser Fallvignette erkennbar?
2. Welche syndromale Verdachtsdiagnose stellen Sie?
3. Welche Differenzialdiagnosen kommen in Frage? (zwei richtige)
   a) Panikstörung (F41.0)
   b) generalisiert Angststörung (F41.1)
   c) Psychose (F2)
   d) Depression (F3)
   e) Zwangsstörung (F42)
4. Welche Zusatzuntersuchungen und Maßnahmen sind notwendig?

Informationen zur Fallvignette

i

Es treten Symptome von Panikattacken auf, dazwischen aber auch eine generalisierte Ängstlichkeit. Im Angst-Stress-Modell ist es hier wichtig, auf die Stressfaktoren zu achten, die als Auslöser sowohl der Panikattacken als auch einer generalisierten Ängstlichkeit fungieren können.

Fallvignette 10

Zwangssyndrom

A

Anamnese

Eine 26-jährige Frau kommt drei Monate nach der Geburt ihres ersten Kindes in die hausärztliche Praxis. Sie ist weinerlich und berichtet über Schuldgefühle, weil sie ihrem Sohn nicht genügend Beachtung schenken könne. Sie hat starke Ängste, durch Kontaminierung mit lebensbedrohlichen Bakterien ihren Sohn zu gefährden, und durch exzessives Händewaschen hat Sie eine Dermatitis an den Händen entwickelt.

Vor der Geburt des Kindes hat sich die Patientin gesund gefühlt. Aufgrund der Probleme mit der Kinderbetreuung sei es schon zu Konflikten mit ihrem Partner gekommen, der die Situation nicht verstehen würde.

?

Leitfragen zur Fallvignette

1. Welche psychopathologischen Symptome sind in dieser Fallvignette erkennbar?
2. Welche syndromale Verdachtsdiagnose stellen Sie?
3. Welche Differenzialdiagnosen kommen in Frage? (ein bis zwei richtige)
   a) Zwangsstörung (F42)
   b) Hypochondrie (F45.2)
   c) Psychose (F2)
   d) Angststörung (F43.2)
   e) Depression (F3)
4. Welche Zusatzuntersuchungen und Maßnahmen sind notwendig?

i

Informationen zur Fallvignette

Zwangssymptome treten häufig erstmals nach der Geburt eines Kindes auf. Sie drehen sich oftmals um das Kind, auch aggressive Zwangsgedanken sind möglich: die Angst, das Kind zu verletzen. Hier ist es besonders wichtig, die Patient*innen aufzuklären, da diese Zwangsgedanken dadurch auftreten, dass die Patient*innen diese Gedanken keinesfalls haben möchten. Es besteht dabei kein Wunsch, dem Kind tatsächlich etwas anzutun!

Fallvignette 11

Belastungssyndrom

Anamnese

A

Ein 35-jähriger Ersthelfer berichtet von einem Zugunglück mit mehreren Todesfällen. Was er am Unfallort sah, belastete ihn sehr. Unmittelbar danach begannen Albträume über das Erlebte. Zunächst versuchte der Ersthelfer, nicht darüber nachzudenken und nicht darüber zu sprechen, und wollte weiter arbeiten. Er verlor jedoch das Interesse an den Dingen um ihn herum, zog sich zurück, wurde reizbar und ängstlich.

Diese Symptome haben aber dann schnell abgenommen. Einen Monat nach dem Unglück begannen die Symptome ohne ersichtlichen Grund wieder stärker zu werden, sodass der Patient die hausärztliche Praxis aufsucht.

Leitfragen zur Fallvignette

?

1. Welche psychopathologischen Symptome sind in dieser Fallvignette erkennbar?
2. Welche syndromale Verdachtsdiagnose stellen Sie?
3. Welche Differenzialdiagnosen kommen in Frage? (eine richtige)
   a) posttraumatische Belastungsstörung (F43.1)
   b) Zwangsstörung (F42)
   c) Depression (F3)
   d) akute Belastungsstörung (F43.0)
   e) Anpassungsstörung (F43.2)
4. Welche Zusatzuntersuchungen und Maßnahmen sind notwendig?

Informationen zur Fallvignette

i

Bei der posttraumatischen Belastungsstörung kommt es zu einer Volumenverminderung des Hippocampus. Das hippocampale System kann seine hemmende Wirkung auf die Amygdala nicht mehr erfüllen. Eine erhöhte Ängstlichkeit und Reizbarkeit in Zusammenhang mit einer Überaktivierung der Amygdala ist die Folge.

Fallvignette 12

Dissoziatives Syndrom

A

Anamnese

Frau O. wird zum wiederholten Mal auf der psychiatrischen Abteilung stationär aufgenommen. Sie berichtet über zahlreiche körperliche und psychische Symptome, wie Knieschmerzen, die Unfähigkeit zu gehen, Stürze in den Tagen vor der Aufnahme, Schlafstörungen, Depressionen und Suizidgedanken. Am zweiten Tag hat Frau O. eine Auseinandersetzung mit einer Mitpatientin, wobei sie diese beschuldigt, ihr Geld gestohlen zu haben. Frau O. wird von einer Pflegeperson zurechtgewiesen, dass die Anschuldigungen ungerechtfertigt sind, da sie keine Beweise vorlegen kann. Wenig später stürzt die Patientin direkt vor dem Personal, schreit laut auf und bleibt demonstrativ vor dem Untersuchungszimmer liegen. Die gerufene Ärztin stellt intakte Vitalparameter fest. Frau O. hält jedoch die Augen geschlossen und reagiert nicht auf Ansprache. Erst als die Ärztin meint, dass sie eventuell auf eine Notfallstation verlegt werden müsse, blinzelt die Patientin und lässt sich zu Bett bringen. Im anschließenden Gespräch kann die Patientin keine Verbindung zu dem stattgefundenen Konflikt herstellen, sondern betont ihre Schwäche in den Beinen und die Notwendigkeit zu weiteren körperlichen Untersuchungen. Sie wirkt entrückt, antwortet auf die Fragen der Ärztin vorbei und gibt eine Erinnerungslücke an.

?

Leitfragen zur Fallvignette

1. Welche psychopathologischen Symptome sind in dieser Fallvignette erkennbar?
2. Welche syndromale Verdachtsdiagnose stellen Sie?
3. Welche Differenzialdiagnosen kommen in Frage? (ein bis zwei richtige)
   a) hirnorganische Störung (F0)
   b) dissoziative Störung (F44)
   c) depressive Störung (F32)
   d) Demenz (F0)
   e) Psychose (F2)
4. Welche Zusatzuntersuchungen und Maßnahmen sind notwendig?

i

Informationen zur Fallvignette

Bei dissoziativen Störungen (früher auch Konversionsneurosen oder Hysterien genannt) besteht eine Entkoppelung von psychischen und körperlichen Funktionen. Der Begriff „Dissoziation“ (= Abspaltung, Entkoppelung) wird sowohl psychopathologisch als auch als Erklärung für innerseelische Vorgänge verwendet. Klinisch-pathologisch sind Gedächtnisstörungen, Bewusstseinsstörungen und eine Störung der personalen Identität (stuporöse Zustandsbilder, Bewegungs- und Sensibilitätsstörungen, Krampfanfälle) gemeint. Diese Phänomene können in leichter Form auch bei gesunden Menschen beobachtet werden, sind jedoch ausgeprägter bei schweren psychischen Störungen, wie Intelligenzminderung, Persönlichkeitsstörungen, affektiven Störungen, Angststörungen oder bei der posttraumatischen Belastungsstörung anzutreffen.

Fallvignette 13

Somatoformes Syndrom

Anamnese

A

Eine 47-jährige Patientin wird vom Allgemeinmediziner wegen chronischer Schmerzen im Rückenbereich, die seit über drei Jahren bestehen, zur Psychiaterin geschickt, weil umfangreiche somatische Durchuntersuchungen keine Erklärung für die Rückenschmerzen ergeben haben. Anamnestisch ist zu erheben, dass neben der beruflichen Belastung auch durch die demente Mutter ein zunehmender Aufwand entsteht. Die Patientin habe auch schon seit längerer Zeit Diclofenac und Tramadol verschrieben bekommen und viele Infiltrationen erhalten, die ihr jedoch nicht geholfen hätten.

Die Patientin ist subdepressiv und klagt über ihre Rückenschmerzen. Darüber hinaus bestehen jedoch auch Schmerzen in den Extremitäten und Kopfschmerzen, dazu kommen Schlafstörungen, verstärktes Schwitzen und Verdauungsbeschwerden.

Leitfragen zur Fallvignette

?

1. Welche psychopathologischen Symptome sind in dieser Fallvignette erkennbar?
2. Welche syndromale Verdachtsdiagnose stellen Sie?
3. Welche Differenzialdiagnosen kommen in Frage? (ein oder zwei richtige)
   a) Dysthymie (F34)
   b) chronische Schmerzstörung (F45.4)
   c) V. a. Schmerzmittelübergebrauch
   d) Angststörung (F40 oder F41)
   e) dissoziative Störung (F44)
4. Welche Zusatzuntersuchungen und Maßnahmen sind notwendig?

Informationen zur Fallvignette

i

Wichtig ist es, die körperlichen Beschwerden der Diagnose zuzuordnen. Medikamentenübergebrauch kann auch zu zusätzlichen körperlichen Beschwerden führen. Opioide können eine Verstopfung bewirken. Nicht steroidale Antirheumatika können auch Magenbeschwerden aufgrund einer Gastritis auslösen.

Fallvignette 14

Abhängigkeitssyndrom

A

Anamnese

Ein 52-jähriger Herr berichtet, seit drei Monaten nach Schwierigkeiten im primären Bezugsfeld und Überlastung bei der Arbeit als selbstständiger Kleinunternehmer wieder vermehrt Alkohol zu trinken. Die Alkoholproblematik bestehe seit 10–15 Jahren, zeitweise begleitend bzw. ursächlich werden depressive Episoden angegeben. Panikattacken werden verneint. Nach einer Zeit der Abstinenz nach dem ersten Klinikaufenthalt vor zwei Jahren gelang zunächst ein kontrolliertes Trinken. Jedoch nahm der Patient keine ambulante Unterstützung und auch keine Langzeittherapie im Sinne einer Entwöhnungstherapie in Anspruch, obwohl im Rahmen des körperlichen Entzuges eine Anschlussbehandlung vereinbart worden ist. Es besteht keine akute Suizidalität. Es sind keine Entzugsanfälle oder Alkoholdelire in der Anamnese erinnerlich.

?

Leitfragen zur Fallvignette

1. Welche psychopathologischen Symptome sind in dieser Fallvignette erkennbar?
2. Welche syndromale Verdachtsdiagnose stellen Sie?
3. Welche Differenzialdiagnosen kommen in Frage? (eine richtige)
   a) Alkoholmissbrauch (F10.1)
   b) Rezidivierende Depression (F33.1) mit sekundärem Alkoholmissbrauch (F10.1)
   c) Rezidivierende Depression mit sekundärer Alkoholabhängigkeit (F10.2, F33.1)
   d) Anpassungsstörung (F43.2)
   e) Dysthymie (F34.1)
4. Welche Zusatzuntersuchungen und Maßnahmen sind notwendig?

i

Informationen zur Fallvignette

Bei einem Abhängigkeitssyndrom können 3 Dimensionen mit je 2 Symptomen erfragt werden: 1) psychische Abhängigkeit (Craving, Kontrollverlust); 2) körperliche Abhängigkeit (Toleranzentwicklung, Entzugssymptome); 3) Schädigungen (körperliche Schädigung, psychosoziale Schädigung). Sind 3 von diesen 6 Symptomen erfüllt, handelt es sich mit hoher Wahrscheinlichkeit um ein Abhängigkeitssyndrom!

Fallvignette 15

Suizidalität

Anamnese

A

Eine 56-jährige Frau berichtet, bereits seit dem 9. Lebensjahr an Panikattacken und Depressionen zu leiden. Schuld daran seien die Mutter und eine ekelhafte Lehrerin. Die erste Diagnose einer depressiven Episode erhielt sie vor elf Jahren. Seither sei sie ununterbrochen in psychiatrischer Behandlung. Sie konnte bis vor etwas mehr als einem Jahr arbeiten. Vor ca. einem Jahr sei sie dann von einer Kollegin „gemobbt" worden und der Chef habe ihr nicht geholfen. Seither gehe es ihr sehr schlecht. Im letzten Jahr hätte sie einen achtwöchigen Rehabilitationsaufenthalt absolviert. Sie sei bei einer Psychiaterin in psychiatrischer Behandlung und seit 2,5 Jahren in Psychotherapie. An die bisher verordneten Medikamente könne sie sich nicht erinnern. Sie hätte aber fast ununterbrochen Angstgefühle.

Die Medikamente habe sie zuletzt nur unregelmäßig genommen, weil es ihr so schlecht gehe und sie die Medikamente schon nicht mehr sehen könne. Außerdem sei ihr morgens oft übel. Seit zwei Wochen habe sich ihr Zustand weiter verschlechtert, ohne dass sie dafür einen Grund erkennen könne. Heute seien erstmals drängende konkrete Suizidgedanken aufgetreten (auf die Bahngleise legen, sie wisse auch den Ort, wo das am besten geht).

Leitfragen zur Fallvignette

?

1. Welche psychopathologischen Symptome sind in dieser Fallvignette erkennbar?
2. Welche syndromale Verdachtsdiagnose stellen Sie?
3. Welche Differenzialdiagnosen kommen in Frage? (drei richtige)
   a) Emotional Instabile Persönlichkeitsstörung (F60.3)
   b) Generalisierte Angststörung (F40.1)
   c) Rezidivierende Depression (F33)
   d) Schizophrenie (F20)
   e) Anpassungsstörung (F43.2)
4. Nach welchen Kriterien schätzen Sie die Suizidalität ein?

Informationen zur Fallvignette

i

Die Einschätzung der Suizidalität stellt einen wichtigen Schritt in der Abklärung des psychischen Zustandsbildes dar: Zum einen sind hier Längsschnittinformationen (Suizidversuche), Familienanamnese (Suizide, Suizidversuche in der Familie), Geschlecht und Alter (ältere, kranke Männer haben ein erhöhtes Suizidrisiko), Drogenanamnese (Kombination von Alkohol und Cannabis – erhöhte Suizidgefahr) und die Suizidale Entwicklung (nach Pöldinger, 1968) als auch Querschnittsinformationen, wie das Präsuizidale Syndrom nach Ringel, die aktuelle Affizierbarkeit und direkte Fragen nach Suizidgedanken, unbedingt notwendig, um zu einer möglichst klaren Einschätzung zu kommen.

Fallvignette 16

Aggressivität/Erregungszustand

A

Anamnese

Ein 58-jähriger Mann kommt ohne Voranmeldung in eine ärztliche Praxis. Er wirkt ungepflegt, zeigt – trotz offensichtlicher Gleichgewichtsstörungen – eine drohende und gespannte Körperhaltung. Er ballt die Fäuste und verlangt, sofort einen Arzt zu sprechen. Aufgrund des gefährlichen Verhaltens erscheint rasch der diensthabende Arzt. Dieser stellt starken Alkoholgeruch aus dem Mund des Patienten fest. Darüber hinaus erkennt er bereits abgeheilte Schnittverletzungen an beiden Unterarmen. Zu einem Gespräch kommt es nicht, der Patient beginnt sofort laut zu schreien. Er möchte auf der Stelle einen ärztlichen Befund, damit er seine Pension beantragen kann. Er werde von einer Dienststelle zur anderen geschickt, er sei arbeitslos und verlange sofort eine Pensionsbefürwortung. Schwitzend und mit verkrampfter Körperhaltung schlägt er mit beiden Händen auf den Tisch und ruft laut, aber leicht lallend: „Euch werde ich alle fertigmachen! Ihr seid schuld, dass es mir so schlecht geht. Nehmt Euch in Acht, ich kann auch anders!“

?

Leitfragen zur Fallvignette

1. Welche psychopathologischen Symptome sind in dieser Fallvignette erkennbar?
2. Welche syndromale Verdachtsdiagnose stellen Sie?
3. Welche Differenzialdiagnosen kommen in Frage? (ein bis zwei richtige)
   a) Alkoholintoxikation (F10.0)
   b) Erregungszustand bei emotional instabiler Persönlichkeitsstörung (F60.3)
   c) Intelligenzminderung (F71)
   d) Demenz mit Verhaltensauffälligkeiten (F03)
   e) paranoide Persönlichkeitsstörung (F60.0)
4. Welche Zusatzuntersuchungen und Maßnahmen sind notwendig?

i

Informationen zur Fallvignette

Bei leichtem Alkoholrausch (Alkoholspiegel von 0,5 bis 1,5 Promille) kommt es zur Enthemmung, Kritiklosigkeit, Gesprächigkeit und Fehleinschätzung von Gefahren. In diesem Fall scheint eher ein mittelgradiger Rausch (1,5 bis 2,5 Promille) vorzuliegen, denn dieser äußert sich u. a. durch Dysphorie, Kontrollverlust und lallende Sprache.

Fallvignette 17

Störungen des Essverhaltens – Anorexie/Bulimie

Anamnese

A

Herr R. ist stark übergewichtig (BMI 35 kg/m^2) und wird von seiner Hausärztin in die psychotherapeutische Ambulanz überwiesen. Der 34-jährige Mann erzählt, dass er seit seiner Studentenzeit die Kontrolle über sein Essverhalten verloren habe. In den letzten Monaten habe sich die Situation verschärft. Er habe mindestens einmal in der Woche einen regelrechten Fressanfall, wobei sich kein Sättigungsgefühl entwickle. Typisch sei, dass er nach einem Abendessen mit einer Kollegin auf dem Weg nach Hause noch allein in ein oder mehrere Fast-Food-Restaurants gehe und dort größere Portionen an Essen verschlinge. Das Verhalten setze sich zu Hause fort, er plündere dann den Kühlschrank und habe anschließend ein starkes Verlangen nach Snacks. Danach fühle er sich leer, schäme sich für sein Verhalten und schlafe aufgrund des Völlegefühls schlecht. Nach ein paar Tagen habe er aber wieder ein unwiderstehliches Verlangen nach größeren Nahrungsmengen. Im psychotherapeutischen Gespräch wirkt Herr R. verlegen und besorgt, er meint aber, sonst keine weiteren Probleme zu haben. Er erscheint nicht depressiv. Die psychiatrische Anamnese ist bis auf eine mittelgradige Depression vor zehn Jahren und einen Nikotinabusus unauffällig.

Leitfragen zur Fallvignette

?

1. Welche psychopathologischen Symptome sind in dieser Fallvignette erkennbar?
2. Welche syndromale Verdachtsdiagnose stellen Sie?
3. Welche Differenzialdiagnosen kommen in Frage? (ein bis zwei richtige)
   a) Bulimie (F50.2)
   b) Adipositas
   c) Binge-Eating-Störung (F50.9)
   d) Persönlichkeitsstörung (F60.9)
   e) Manie bei bipolarer Störung (F31.0)
4. Welche Zusatzuntersuchungen und Maßnahmen sind notwendig?

Informationen zur Fallvignette

i

Die Binge-Eating-Störung tritt bei 0,8 bis 1,6 % aller Menschen in Industrienationen auf, wobei das Geschlechtsverhältnis relativ ausgeglichen ist. Sie gilt als die häufigste Essstörung. Im Gegensatz zur Bulimia nervosa wird *nicht* mit gegenregulatorischen Maßnahmen (Erbrechen oder Einnahme von Abführmittel) entschärft. Die Störung steht daher oft in Zusammenhang mit einer Adipositas. Diagnostisch kennzeichnend sind jedoch 1) Essanfälle mit großen Nahrungsmengen (Heißhungerattacken), 2) das Essen bis hin zum unangenehmen Völlegefühl, 3) das häufige Allein-Essen und 4) das anschließende Scham- und Ekelgefühl mit Deprimiertheit oder Schuldgefühlen.

Fallvignette 18

Schlafstörungen und andere Biorhythmusstörungen

A

Anamnese

Ein 32-jähriger Angestellter meldet sich wegen Schlafstörungen zur psychiatrischen Konsultation. Er berichtet, bereits seit seiner Jugendzeit schlecht zu schlafen. Vor drei Jahren haben sich jedoch die Beschwerden verschlimmert. Er schlafe in der Regel schlecht ein, wache dann mehrfach in der Nacht auf, wobei er nur döse, lebhaft träume und wenig Zeitgefühl habe. Morgens habe er das Gefühl, nicht ausgeruht zu sein. Er führt seine tagsüber bestehende Antriebslosigkeit, Konzentrationsstörungen und verringertes Leistungsvermögen im Büro auf die Schlafstörungen zurück. Auf die Frage des Untersuchers, was sich vor drei Jahren ereignet habe, berichtet er, dass er sich von seiner Freundin getrennt habe und in eine andere Stadt übersiedelt sei. Seine leicht depressive Mutter habe sein Weggehen nicht verkraftet, da er als Einzelkind eine starke Bindung zu ihr habe. Der Patient erlebt sich neben seiner Erschöpfung als offen und psychisch stabil, bezeichnet sich jedoch als überkorrekt und kopflastig.

?

Leitfragen zur Fallvignette

1. Welche psychopathologischen Symptome sind in dieser Fallvignette erkennbar?
2. Welche syndromale Verdachtsdiagnose stellen Sie?
3. Welche Differenzialdiagnosen kommen in Frage? (ein bis zwei richtige)
   a) depressive Störung (F32, F33)
   b) Anpassungsstörung (F43.2)
   c) abhängige Persönlichkeitsstörung (F60.7)
   d) Dysthymia (F34.1)
   e) Insomnie (F51.0)
4. Welche Zusatzuntersuchungen und Maßnahmen sind notwendig?

i

Informationen zur Fallvignette

Schlafstörungen sind häufig (Prävalenz von 30 %) und stellen für viele Menschen einen beträchtlichen Leidenszustand dar. Die häufigste Form ist die psychophysiologische Insomnie (F51.0), die bei psychosozialen Belastungen und bei Patient*innen mit ängstlich-unsicheren Persönlichkeitszügen häufig vorkommt. Die Betroffenen haben meist das Gefühl, zu wenig zu schlafen, was die Schlafstörung verstärkt, da das Schlafverhalten mit erhöhtem Arousal beobachtet wird. Dadurch kommt es zu einer Steigerung sympathischer Reaktionen, welche die notwendige Entspannung verhindert. In der Fallvignette könnte der Patient auch an einer Dysthymia (F34.1) leiden, was die Schlafstörung erklären würde. Für welche Diagnose man sich entscheidet, hängt vom Kontext ab. In beiden Fällen sollte man mit klassischen Schlafmitteln wie Benzodiazepinen sehr sparsam umgehen, da diese zu einem Abhängigkeitssyndrom führen können.

Fallvignette 19

Störung des Sexualverhaltens

Anamnese

A

Zur Paarberatung kommen eine 29-jährige Frau und ihr um drei Jahre älterer Ehemann, der die Konsultation veranlasst hat. Das Ehepaar ist seit vier Jahren verheiratet, wobei die Partner bisher regelmäßigen, aber leidenschaftslosen Geschlechtsverkehr hatten. In letzter Zeit neigt jedoch die Frau dazu, allen sexuellen Begegnungen mit ihrem Mann aus dem Weg zu gehen, indem sie beispielsweise früher zu Bett geht oder körperliche Beschwerden anführt. Die Anamnese der Frau ergibt eine unauffällige psychische Entwicklung. Im Gespräch ist sie zurückhaltend und freundlich und zeigt keine psychischen Auffälligkeiten. Sie stammt aus einer streng religiösen Familie und erlebte die ersten sexuellen Versuche mit Männern als schuldhaft. Sie hatte dabei ein starkes Ekelgefühl und brach die Beziehungen meist bald wieder ab. Die Ehe mit ihrem Mann – den sie bereits seit Jugendtagen kennt – beschreibt sie als gut und stabil. Sie schätze ihren Mann aufgrund seiner Hilfsbereitschaft und seiner Liebe zur Familie. Einen Orgasmus hatte sie bisher noch nicht, obwohl sie sich bemühe und manchmal auch einen vortäusche. Selbstbefriedigung habe sie bisher aus Schamgefühl vermieden. Sie fühlt sich durch die Situation sehr belastet und dafür auch verantwortlich.

Leitfragen zur Fallvignette

?

1. Welche psychopathologischen Symptome sind in dieser Fallvignette erkennbar?
2. Welche syndromale Verdachtsdiagnose stellen Sie?
3. Welche Differenzialdiagnosen kommen in Frage? (ein bis zwei richtige)
   a) Mangel an sexuellem Verlangen (F52.0)
   b) Dysthymia (F34.1)
   c) ängstliche Persönlichkeitsstörung (F60.6)
   d) Orgasmusstörung (F52.3)
   e) Störung der Sexualpräferenz (F65.9)
4. Welche Zusatzuntersuchungen und Maßnahmen sind notwendig?

Informationen zur Fallvignette

i

Generell gibt es keine allgemein akzeptierten Richtlinien, was als normale sexuelle Funktionsfähigkeit anzusehen ist. Bevor man eine Diagnose stellt, sollte der kulturelle und religiöse Kontext, das Alter und die Erfahrung des*r Betroffenen berücksichtigt werden. Würde ein leidenschaftsloses Sexualleben einer Person kein Leiden hervorrufen, wäre die Diagnose „sexuelle Funktionsstörung" auch nicht gerechtfertigt. Die Sexualanamnese sollte allerdings fixer Teil der allgemeinen Exploration sein. Eine günstige Einstiegsfrage an Patient*innen wäre: „Wie zufrieden sind Sie mit Ihrer Sexualität?"

Leitfragen zu den Fallvignetten: Lösungen

Fallvignette 1

Bewusstseinsveränderung/Delir

1. Welche psychopathologischen Symptome sind in dieser Fallvignette erkennbar?
   Reizbarkeit, psychomotorische Unruhe, Schlafstörungen, örtliche und zeitliche Desorientierung, wahnhafte Erlebnisverarbeitung, Dysphorie, Störung des Bewusstseins

2. Welche syndromale Verdachtsdiagnose stellen Sie?
   Bewusstseinsveränderung/Delir

3. Welche Differenzialdiagnosen kommen in Frage?
   d) Delir ohne Demenz (F05.0)
   e) Delir bei Demenz (F05.1)

4. Welche Zusatzuntersuchungen und Maßnahmen sind notwendig?
   Aufgrund des plötzlichen Auftretens des Delirs ist eine komplette neurologische und internistische Durchuntersuchung (u. a. Labor, CCT, EKG, Blutdruck) notwendig, unter Umständen auch gegen den Willen des Patienten. Obligat ist das Abschätzen der Selbst- oder Fremdgefährdung bzw. des Realitätsverlustes.

Fallvignette 2

Kognitive Störung/Demenzielles Syndrom

1. Welche psychopathologischen Symptome sind in dieser Fallvignette erkennbar?
   Verhaltensänderungen, Vergesslichkeit, sozialer Rückzug, Feindseligkeit, wahnhafte Erlebnisverarbeitung, Eifersuchtswahn, Störung der praktischen Fertigkeiten wie sich anziehen bzw. angemessen kleiden, zeitliche und örtliche Desorientierung, Erinnerungslücken, Störung der Merkfähigkeit, sexuelle Enthemmung, Ratlosigkeit

2. Welche syndromale Verdachtsdiagnose stellen Sie?
   kognitive Störungen/demenzielles Syndrom

3. Welche Differenzialdiagnosen kommen in Frage?
   a) Delir bei Demenz (F05.1)
   b) Alzheimer-Demenz (F00.1)

4. Welche Zusatzuntersuchungen und Maßnahmen sind notwendig?
   Eine somatische Durchuntersuchung und Abklärung (v. a. Labor, EKG und Blutdruck) sowie weiterführende Untersuchungen, wie EEG und bildgebende Verfahren (CCT, MRT). Neben einem ausführlichen psychopathologischen Status ist die Außenanamnese entscheidend. Ergänzend können neuropsychologische Untersuchungen und psychologische Leistungstests (z. B. MMSE) die Diagnose absichern.

Fallvignette 3

Denk- und Ich-Störungen

1. Welche psychopathologischen Symptome sind in dieser Fallvignette erkennbar?
   formale Denkstörungen, wie Vorbeireden, beschleunigtes Denken, Ideenflucht, Zerfahrenheit und Inkohärenz im Duktus, Neologismen (z. B. „Komamord“, „fotografisch im Sommer“); Wahngedanken und Halluzinationen können nur vermutet werden

2. Welche syndromale Verdachtsdiagnose stellen Sie?
   Denkstörung

3. Welche Differenzialdiagnosen kommen in Frage?
   a) paranoide Schizophrenie (F20.0)
   b) schizophrenes Residuum (F20.5)

4. Welche Zusatzuntersuchungen und Maßnahmen sind notwendig?
   Eine ausführliche psychiatrische Anamnese, Exploration und eine körperliche Untersuchung sind ebenso obligat wie die Erhebung von Alkohol-, Drogen- und Medikamentenmissbrauch.

Fallvignette 4

Wahnhaftes Syndrom

1. Welche psychopathologischen Symptome sind in dieser Fallvignette erkennbar?
   Liebeswahn, fehlende Krankheitseinsicht

2. Welche syndromale Verdachtsdiagnose stellen Sie?
   wahnhaftes Syndrom

3. Welche Differenzialdiagnosen kommen in Frage?
   b) wahnhafte Störung (F22.0)

4. Welche Zusatzuntersuchungen und Maßnahmen sind notwendig?
   Außenanamnese, Verhaltensbeobachtung und eine körperliche Durchuntersuchung. Abschätzen der Selbst- und Fremdgefährdung, wie in diesem Fall, ob der junge Mann durch das Stalking gefährdet ist.

Fallvignette 5

Halluzinatorisches Syndrom

1. Welche psychopathologischen Symptome sind in dieser Fallvignette erkennbar?
   akustische Halluzinationen in Form von Stimmenhören, fragliche wahnhafte Erlebnisverarbeitung (Telepathie), sozialer Rückzug, subdepressive Stimmung, geringe Belastbarkeit, Müdigkeit, akute Suizidalität

2. Welche syndromale Verdachtsdiagnose stellen Sie?
   halluzinatorisches Syndrom

3. Welche Differenzialdiagnosen kommen in Frage?
   c) paranoide Schizophrenie (F20.0)

4. Welche Zusatzuntersuchungen und Maßnahmen sind notwendig?
   Ausführliche psychiatrische Exploration, Außenanamnese, Verhaltensbeobachtung und eine körperliche Durchuntersuchung. Abschätzen der Selbst- und Fremdgefährdung.

Fallvignette 6

Störung des Antriebs und der Psychomotorik

1. Welche psychopathologischen Symptome sind in dieser Fallvignette erkennbar?
   wach, kataton stuporös, mutistisch, reduzierte Aufmerksamkeit, reduzierte Konzentration, gedrückte Stimmung, keine Krankheitseinsicht, keine Affizierbarkeit, affektstarr, Appetitminderung

2. Welche syndromale Verdachtsdiagnose stellen Sie?
   Störung des Antriebs und der Psychomotorik

3. Welche Differenzialdiagnosen kommen in Frage?
   e) organisch-katatone Störung bei Chorea Huntington (F06.1)

4. Welche Zusatzuntersuchungen und Maßnahmen sind notwendig?
   Genetische Untersuchung zur Verifizierung der Chorea Huntington (CAG-Repeats).

Fallvignette 7

Depressives Syndrom

1. Welche psychopathologischen Symptome sind in dieser Fallvignette erkennbar?
   Suizidgedanken, depressive Stimmung, reduzierter Antrieb, negative Befindlichkeit, Konzentrationsstörungen, Ein- und Durchschlafstörungen, vorbekannte depressive Episoden, Gewichtsverlust, Appetitstörung, Schuldgefühle, verminderter Selbstwert, Schuldgefühle

2. Welche syndromale Verdachtsdiagnose stellen Sie?
   depressives Syndrom

3. Welche Differenzialdiagnosen kommen in Frage? (eine richtige)
   b) rezidivierende depressive Störung, gegenwärtig schwere Episode (F33.2)

4. Welche Zusatzuntersuchungen und Maßnahmen sind notwendig?
   Laboruntersuchungen (z. B. Schilddrüsenparameter, Blutbild) und EKG wegen einer eventuellen antidepressiven Medikation.

Fallvignette 8

Manisches Syndrom

1. Welche psychopathologischen Symptome sind in dieser Fallvignette erkennbar?
   vermehrter Antrieb, Überaktivität, Rededrang, vermindertes Schlafbedürfnis, Verlust der üblichen sozialen Hemmungen, erhöhte Ablenkbarkeit, überhöhte Selbsteinschätzung, gesteigerter Optimismus, sorglose Heiterkeit

2. Welche syndromale Verdachtsdiagnose stellen Sie?
   manisches Syndrom

3. Welche Differenzialdiagnosen kommen in Frage?
   c) bipolare Störung, gegenwärtig manische Episode (F31.0)

4. Welche Zusatzuntersuchungen und Maßnahmen sind notwendig?
   Falls eine Lithiumeinstellung geplant ist, sind Schilddrüse und Nieren zu untersuchen.

Fallvignette 9

Angstsyndrom

1. Welche psychopathologischen Symptome sind in dieser Fallvignette erkennbar?
   Herzrasen, Schwindel, Übelkeit, Druck im Kopf, Brustschmerzen, Magenschmerzen, Sorgen machen

2. Welche syndromale Verdachtsdiagnose stellen Sie?
   Angstsyndrom

3. Welche Differenzialdiagnosen kommen in Frage?
   a) Panikstörung (F41.0)
   b) generalisiert Angststörung (F41.1)

4. Welche Zusatzuntersuchungen und Maßnahmen sind notwendig?
   Schilddrüsenuntersuchung, Abklärung der Belastungsfaktoren.

Fallvignette 10

Zwangssyndrom

1. Welche psychopathologischen Symptome sind in dieser Fallvignette erkennbar?
   Schuldgefühle, Ängste vor Kontaminierung, Waschzwang, Weinerlichkeit

2. Welche syndromale Verdachtsdiagnose stellen Sie?
   Zwangssyndrom

3. Welche Differenzialdiagnosen kommen in Frage?
   a) Zwangsstörung (F42)
   b) Hypochondrie (F45.2)

4. Welche Zusatzuntersuchungen und Maßnahmen sind notwendig?
   Anamnestischer Ausschluss einer postpartalen Depression bzw. Psychose.
   Blutbild, EKG.

Fallvignette 11

Belastungssyndrom

1. Welche psychopathologischen Symptome sind in dieser Fallvignette erkennbar?
   Albträume, Vermeidungsverhalten, erhöhte Reizbarkeit, zunehmende Angstbereitschaft, sozialer Rückzug

2. Welche syndromale Verdachtsdiagnose stellen Sie?
   Belastungssyndrom

3. Welche Differenzialdiagnosen kommen in Frage?
   a) posttraumatische Belastungsstörung (F43.1)

4. Welche Zusatzuntersuchungen und Maßnahmen sind notwendig?
   Es ist wichtig, Vortraumatisierungen zu erheben.

Fallvignette 12

Dissoziatives Syndrom

1. Welche psychopathologischen Symptome sind in dieser Fallvignette erkennbar?
   Somatisierung (Betonen von körperlichen Beschwerden), depressive Symptomatik, Schlafstörungen, Suizidgedanken, demonstratives Hinfallen, dissoziativer Stupor, dissoziative Amnesie, Vorbeirede

2. Welche syndromale Verdachtsdiagnose stellen Sie?
   dissoziatives Syndrom

3. Welche Differenzialdiagnosen kommen in Frage?
   b) dissoziative Störung (F44)

4. Welche Zusatzuntersuchungen und Maßnahmen sind notwendig?
   Obwohl dissoziative Syndrome häufig in Zusammenhang mit aktuellen Konflikten vorkommen, ist eine sorgfältige Abklärung (Labor, Bildgebung, neurologische Untersuchung) zum Ausschluss eventueller organischer Ursachen wichtig.

Fallvignette 13

Somatoformes Syndrom

1. Welche psychopathologischen Symptome sind in dieser Fallvignette erkennbar?
subdepressiv, Schlafstörungen, vegetative Symptomatik: Schwitzen, Verdauungsbeschwerden, chronische Schmerzen (länger als zwei Jahre), Stressbelastung, chronische Schmerzmitteleinnahme (WHO-Stufenschema des Schmerzes: Stufe 1 – Diclofenac und Stufe 2 – Tramadol)

2. Welche syndromale Verdachtsdiagnose stellen Sie?
somatoformes Syndrom, körperliche Beschwerden, Schmerzen

3. Welche Differenzialdiagnosen kommen in Frage?
b) chronische Schmerzstörung (F45.4)
c) V. a. Schmerzmittelübergebrauch

4. Welche Zusatzuntersuchungen und Maßnahmen sind notwendig?
Sichtung der Untersuchungsbefunde, fraglicher Zusammenhang zwischen Medikation und körperlicher Symptomatik.

Fallvignette 14

Abhängigkeitssyndrom

1. Welche psychopathologischen Symptome sind in dieser Fallvignette erkennbar?
Belastung im primären Bezugsfeld, Alkoholproblematik, depressive Episoden, Panikattacken, Abstinenz, kontrolliertes Trinken, Langzeittherapie, Entzugstherapie, Entwöhnungstherapie, körperlicher Entzug, Entzugsanfall, Alkoholdelir

2. Welche syndromale Verdachtsdiagnose stellen Sie?
Alkoholabhängigkeit bei rezidivierender Depression

3. Welche Differenzialdiagnosen kommen in Frage?
c) Rezidivierende Depression mit sekundärer Alkoholabhängigkeit (F10.2, F33.1)

4. Welche Zusatzuntersuchungen und Maßnahmen sind notwendig?
Eine Blutabnahme mit Blutbild und Blutchemie ist unbedingt erforderlich, um die Alkoholfolgeschäden abschätzen zu können. Je nach Auffälligkeiten sind noch weitere Zusatzuntersuchungen indiziert (cMRT, Abdomenultraschall ...). Ein EKG sollte auch gemacht werden.

Fallvignette 15

Suizidalität

1. Welche psychopathologischen Symptome sind in dieser Fallvignette erkennbar?
   Panikattacken, Depression, depressive Episode, Mobbingerfahrung, Rehabilitationsaufenthalt, konkrete Suizidgedanken, generalisierte Ängste

2. Welche syndromale Verdachtsdiagnose stellen Sie?
   rezidivierende Depression, gegenwärtig schwere Episode mit drängenden Suizidgedanken; generalisierte Angststörung

3. Welche Differenzialdiagnosen kommen in Frage?
   a) Emotional Instabile Persönlichkeitsstörung (F60.3)
   b) Generalisierte Angststörung (F40.1)
   c) Rezidivierende Depression (F33)

4. Nach welchen Kriterien schätzen Sie die Suizidalität ein?
   suizidale Entwicklung nach Pöldinger und präsuizidales Syndrom nach Ringel

Fallvignette 16

Aggressivität/Erregungszustand

1. Welche psychopathologischen Symptome sind in dieser Fallvignette erkennbar?
   psychomotorische Erregung, drohende Körperhaltung, lallende Sprache, Schreien, verbale Drohungen, Dysphorie, Misstrauen, Aggression

2. Welche syndromale Verdachtsdiagnose stellen Sie?
   Aggressivität/Erregungszustand

3. Welche Differenzialdiagnosen kommen in Frage?
   a) Alkoholintoxikation (F10.0)
   b) Erregungszustand bei emotional instabiler Persönlichkeitsstörung (F60.3)

4. Welche Zusatzuntersuchungen und Maßnahmen sind notwendig?
   Vorerst stehen medizinische Untersuchungen im Hintergrund. Deeskalierende Maßnahmen, wie distanziertes, aber zugewandtes Auftreten oder Talk-down sind hilfreich. Beschimpfungen sollen nicht persönlich genommen werden. Personal, Sicherheitsbeamte oder Polizei sollen bei drohender Gefahr zügig hinzugezogen werden. Neben dem Selbstschutz besteht das Ziel darin, Kontrolle über das Verhalten des Patienten zu erlangen, damit Untersuchungen (v.a. Alkohol- und Drogenscreening) durchgeführt werden können.

Fallvignette 17

Störungen des Essverhaltens – Anorexie/Bulimie

1. Welche psychopathologischen Symptome sind in dieser Fallvignette erkennbar?
   Binge-Eating-Attacken, Störung der Impulskontrolle, Gefühl der Leere, Schamgefühl, Schlafstörungen

2. Welche syndromale Verdachtsdiagnose stellen Sie?
   Störung des Essverhaltens

3. Welche Differenzialdiagnosen kommen in Frage?
   b) Adipositas
   c) Binge-Eating-Störung (F50.9)

4. Welche Zusatzuntersuchungen und Maßnahmen sind notwendig?
   Körperliche Durchuntersuchung und internistische Betreuung (z. B. bei beginnendem Diabetes mellitus), inkl. Hormonstatus.

Fallvignette 18

Schlafstörungen und andere Biorhythmusstörungen

1. Welche psychopathologischen Symptome sind in dieser Fallvignette erkennbar?
   Ein- und Durchschlafstörungen, Müdigkeit, Antriebslosigkeit, Konzentrationsstörung, verringertes Leistungsvermögen

2. Welche syndromale Verdachtsdiagnose stellen Sie?
   Schlafstörungen, depressives Syndrom

3. Welche Differenzialdiagnosen kommen in Frage?
   e) Insomnie (F51.0)

4. Welche Zusatzuntersuchungen und Maßnahmen sind notwendig?
   Wenn es durch Anamnese und klinische Untersuchung zu keiner klaren Diagnose kommt bzw. bei therapierefraktären Schlafstörungen kann eine Polysomnografie in einem Schlaflabor durchgeführt werden.

Fallvignette 19

Störung des Sexualverhaltens

1. Welche psychopathologischen Symptome sind in dieser Fallvignette erkennbar?
   niedriges Selbstwertgefühl, Schuldgefühle, Mangel an sexuellem Verlangen, Orgasmusstörung

2. Welche syndromale Verdachtsdiagnose stellen Sie?
   Störung des Sexualverhaltens

3. Welche Differenzialdiagnosen kommen in Frage?
   a) Mangel an sexuellem Verlangen (F52.0)
   e) Orgasmusstörung (F52.3)

4. Welche Zusatzuntersuchungen und Maßnahmen sind notwendig?
   Ausschluss körperlicher Ursachen für die sexuelle Funktionsstörung durch hormonellen Status und gynäkologische Durchuntersuchung. Medikamentenanamnese zum Ausschluss von medikamentösen Ursachen für die sexuelle Funktionsstörung.

Literaturverzeichnis

APA: Diagnostic and statistical manual of mental disorders, fourth edition, Text Revision (DSM-IV). American Psychiatric Press, Washington, DC 1994.

APA: Diagnostic and statistical manual of mental disorders, fifth edition (DSM-5). American Psychiatric Press, Washington, DC 2013.

APA: Diagnostisches und Statistisches Manual Psychischer Störungen DSM-5. Deutsche Ausgabe hg. von P. Falkai und H.-U. Wittchen. Hogrefe, Göttingen 2015.

Arbeitsgemeinschaft für Methodik und Dokumentation in der Psychiatrie/AMDP (Hg.): Das AMDP-System. Manual zur Dokumentation psychiatrischer Befunde. Hogrefe, Göttingen, Bern, Toronto, Seattle 1995.

Collegium Internationale Psychiatriae Scalarum (Hg.): Internationale Skalen für Psychiatrie. 5. vollst. überarb. und erw. Auflage. CGI – Clinical Global Impression. Beltz, Göttingen 2005.

Cuthbert, B. N., Insel, T. R.: Toward the future of psychiatric diagnosis: The seven pillars of Research Domain Criteria (RDoC). BMC Med. 2013;11: 126.

Dilling, H., Mombour, W., Schmidt, M. H., Schulte-Markwort, E. (Hg.): Internationale Klassifikation psychischer Störungen, ICD-10 Kapitel V (F), Diagnostische Kriterien für Forschung und Praxis. Huber, Bern, Göttingen, Toronto, Seattle 2000.

Dilling, H., Mombour, W., Schmidt, M. H., Schulte-Markwort, E. (Hg.): Internationale Klassifikation psychischer Störungen, ICD-10 Kapitel V (F), Klinisch-diagnostische Leitlinien. Huber, Bern, Göttingen, Toronto, Seattle 2000.

Fähndrich, E., Stieglitz, R. D.: Leitfaden zur Erfassung des psychopathologischen Befundes. Hogrefe, Göttingen, Bern, Toronto, Seattle 1998.

Friedmann, A., Thau, K. (Hg.): Leitfaden der Psychiatrie. Maudrich, Wien 1987.

Grawe, K.: Neuropsychotherapie. Hogrefe, Göttingen 2004.

Hoff, P.: Biographische und Krankheitsanamnese. In: Möller, H. J., Laux, G., Kapfhammer, H. P. (Hg.): Psychiatrie und Psychotherapie. Springer, Berlin, Heidelberg, New York 2002.

Jaspers, K.: Allgemeine Psychopathologie. Ein Leitfaden für Studierende, Ärzte und Psychologen. Springer, Berlin (Kessinger Legacy Reprints) 2013.

Kast, V.: Zeit der Trauer. Kreuz, Stuttgart 2006.

Kendell, R. E.: Die Diagnose in der Psychiatrie. Enke, Stuttgart 1978.

Kind, H., Haug, H.-J.: Psychiatrische Untersuchung. 6. Auflage. Springer, Berlin 2007.

Lenz, G., Küfferle, B.: Klinische Psychiatrie. 3. Auflage. UTB facultas.wuv, Wien 2019.

Paulitsch, K.: Grundlagen der ICD-10-Diagnostik. UTB facultas.wuv, Wien 2009.

Paulitsch, K., Karwautz, A.: Grundlagen der Psychiatrie. 2. Auflage. UTB facultas.wuv, Wien 2019.

Payk, T. R.: Psychopathologie. Springer, Berlin, Heidelberg, New York 2007.

Pöldinger, W.: Die Abschätzung der Suizidalität. Huber, Bern 1968.

Ringel, E.: Selbstmordverhütung. Huber, Bern 1969.

Saß, H., Wittchen, H. U., Zaudig, M., Houben, I. (dt. Bearbeitung): Diagnostisches und Statistisches Manual Psychischer Störungen – Textrevision – DSM-IV TR. Hogrefe, Göttingen, Toronto, Seattle 2003.

Scharfetter, C.: Allgemeine Psychopathologie. Eine Einführung. 5. Auflage. Thieme, Stuttgart, New York 2002.

Scharfetter, C., Faust, V.: Anamnese und psychischer Befund in Stichworten. In: Faust, V.: Psychiatrie. Ein Lehrbuch für Klinik, Praxis und Beratung. Gustav Fischer, Stuttgart, Jena, New York 1995.

Seung, S.: Das Konnektom. Erklärt der Schaltplan des Gehirns unser Ich? Springer Spektrum, Berlin, Heidelberg 2013.

Sonnek, G.: Krisenintervention und Suizidverhütung. UTB facultas.wuv, Wien 2000.

WHO – World Health Organisation: Tenth revision of the International Classification of Diseases, Chapter V (F): Mental and behavioural disorders (including disorders of psychological development). Clinical descriptions and diagnostic guidelines. World Health Organisation, Geneva 1991.

Stichwortverzeichnis